LOS SORPRENDENTES EFECTOS DE LA ENERGÍA ORGÓNICA SOBRE LA SALUD

Los sorprendentes efectos de la energía orgónica sobre la salud

Dispositivos orgónicos según el Dr. Wilhelm Reich e irradiación de los canales de la Medicina Tradicional China

Francesco D'Ingiullo

Título: Los sorprendentes efectos de la Energía Orgónica sobre la Salud

Autor: Francesco D'Ingiullo

Primera edición: agosto de 2026

ISBN: 9791224342199

Para solicitudes de autorización o contacto: orgonemedicine@gmail.com

ADVERTENCIAS Y NOTAS LEGALES

El presente texto tiene una finalidad exclusivamente divulgativa e informativa sobre la investigación orgonómica y la bioenergética. Los métodos descritos, los casos clínicos citados y las observaciones reportadas derivan de la experiencia personal del Autor y no constituyen en modo alguno diagnóstico, prescripción o terapia médica.

En toda la presente obra, términos tales como 'tratamiento', 'curación', 'medicina', 'paciente' y 'clínico' se utilizan exclusivamente con fines ilustrativos y descriptivos en el contexto de la investigación bioenergética del autor. El uso de dicha terminología no implica, ni pretende representar, su validez médica general, ni sugiere que los métodos descritos sustituyan la práctica médica convencional o los estándares terapéuticos establecidos.

El Autor no es médico y los dispositivos mencionados (acumuladores, proyectores orgónicos, etc.) no están certificados como dispositivos médicos de acuerdo con la normativa vigente (Reglamento UE 2017/745). La información proporcionada no pretende sustituir el consejo, el diagnóstico o el tratamiento de profesionales sanitarios cualificados.

Se recomienda consultar siempre a su médico de cabecera o a un especialista antes de iniciar cualquier tratamiento relacionado con su salud o de utilizar los dispositivos descritos. El Autor y el Editor declinan toda responsabilidad por cualquier daño o efecto negativo derivado del uso inadecuado de la información contenida en esta obra.

A mis padres,
que supieron dejarme ser quien soy

ÍNDICE

Llevando luz a la oscuridad de la enfermedad

Prólogo de Xavier Serrano Hortelano
(Director de la Escuela Española de Psicoterapia Reichiana, Es.Te.R.)

Este fascinante y riguroso texto, es un documento único, a la vez testimonio vital y síntesis científica, que nos adentra en el universo de la energía orgónica desde una perspectiva íntima y rigurosa.

Francesco, no es un teórico ajeno a la práctica, sino un terapeuta que ha vivido en carne propia la evolución de estas ideas, y que debe parte fundamental de su formación y de su impulso investigador a un encuentro decisivo en el ámbito de la psicoterapia corporal.

El viaje conceptual comienza, como es obligado, con Wilhelm Reich, pero el autor logra algo poco común: humanizar al científico. Nos lo presenta no como un icono lejano, sino como un buscador obstinado cuya intuición sobre la "coraza caracterial" —esa armadura muscular que ahoga la emoción— lo condujo, paso a paso, a descubrir la energía biofísica que la sustenta. La narración de los experimentos con biones se enriquece con menciones a investigaciones contemporáneas que los reivindican, como las de Peter Jones, James E. Strick, James DeMeo y Artur Sala, demostrando que el legado de Reich es un campo de estudio vivo y no un dogma cerrado.

Asimismo, Francesco, constata, que la formación recibida en la Es.Te.R. —con figuras como Joan Vilchez Cambronero, quien lo acompañó en su proceso personal con la vegetoterapia caracteroanalítica estructural— le proporcionó las bases sólidas de la orgonomía clínica y la psicoterapia corporal reichiana. Esta raíz profunda en la terapia institucionalizada diferencia este trabajo de otros enfoques más dispersos o meramente técnicos sobre los dispositivos orgónicos.

Me ha resultado muy emotivo el agradecimiento que me dedicas y el relato tan íntimo de ese momento, en que, sentados en un bar de Valencia, *—te pregunté si querías continuar la investigación sobre los efectos prácticos de la energía orgónica—* siguiendo así los pasos de otros colegas, de nuestro colectivo, entre ellos Manuel Redón, inolvidable amigo ya fallecido. Quizás ese fuera el instante germinal del libro.

A partir de esta base postreichiana, Francesco expande el horizonte. Se apoya en el también ya fallecido físico orgonomista, James DeMeo para dar rigor físico y cosmológico a la noción de orgón, conectándola con la polémica del éter cósmico. Y cuando aborda la práctica terapéutica, la figura de Jorgos Kavouras es fundamental. Su libro "Heilen mit Orgon Energie" (2005) fue, como reconoce el autor, un faro que iluminó el uso sistemático y clínico de los dispositivos, ofreciendo protocolos y casos que demostraban su eficacia más allá de lo anecdótico.

La gran innovación del libro —la fusión con la Medicina Tradicional China (MTC)— tampoco surge del vacío. Es el resultado de una búsqueda consciente en la que el autor dialoga con predecesores como el alemán Bernd Senf, nuestro querido compañero Carlos Inza, quien también nos dejó hace unos años, y el inglés Leon Southgate, quienes ya habían ensayado, con distintos métodos, la unión de la acupuntura y orgonomía.

Su propia formación en la escuela de MTC en Alicante, bajo la tutela de José Luis Padilla le facilitó el lenguaje y la precisión diagnóstica necesarios para dar el salto cualitativo: crear un proyector orgónico específico para irradiar canales y puntos de acupuntura. Este dispositivo, de base octogonal inspirada en el Bagua, permite aplicar toda la farmacopea energética de la MTC (tonificación, dispersión, drenaje, transfusión) utilizando el orgón como "aguja de luz".

Las aplicaciones prácticas, descritas con detalle en la segunda parte, tienen un sello personal y doméstico. Recoge el testigo de Eva Reich en el uso de la faja orgónica, convirtiéndola en una herramienta de autocuidado para problemas articulares, digestivos y, sobre todo, para primeros auxilios (el relato de la fractura de su hijo es antológico). Aquí también se nota la influencia de Kavouras, especialmente en su advertencia sobre la negligencia de no usar esta energía en quemaduras graves.

Asimismo, junto a otras muchas aportaciones imprescindibles que se van reflejando a lo largo de sus páginas, destaca la forma en que se aventura en terrenos científicos complejos y transdisciplinares con una capacidad de síntesis magistral. Por ejemplo, al rescatar las teorías sobre trasmutaciones biológicas a baja energía de Louis Kervran, actualizadas por el físico Artur Sala. Esta audaz conexión sugiere que la energía orgónica podría actuar como catalizador en procesos bioquímicos profundos, ofreciendo una hipótesis fascinante para explicar su amplio espectro de acción.

En esencia, este libro es el diario de navegación de un investigador integrador. Y cooperativo. Su autor ha sabido anclar su trabajo en instituciones serias (la Es.Te.R., la escuela de MTC, entre otras), dialogar críticamente con una red internacional de investigadores (DeMeo, Kavouras, Senf, Kervran) y vincularlo coherentemente, con la propia experiencia clínica, generando una propuesta poderosa y reproducible.

El resultado no es solo un manual técnico, sino una filosofía de la salud encarnada: una visión que entiende la enfermedad como un bloqueo en el flujo de una energía universal, y la curación como el arte de restaurar ese flujo con herramientas sencillas y una comprensión profunda de la unidad cuerpo-mente-energía. Es una contribución esencial para quien busque una medicina a la vez radicalmente natural y sólidamente fundamentada.

Valencia, España
1 de febrero de 2026

La curación del futuro

Prólogo de Conny Huthsteiner
(MD, *psiquiatra y terapeuta orgónica psiquiátrica)*

Como alumna de Wilhelm Reich y profesional de la terapia orgónica psiquiátrica, espero que se escriban muchos más libros como este sobre la energía orgónica y su uso práctico. Hasta ahora se ha escrito muy poco para describir en detalle sus aplicaciones, casos individuales e informes sobre detalles clínicos, médicos y efectos sobre la salud.

Francesco D'Ingiullo ha aportado sus conocimientos de acupuntura y medicina china a su trabajo, utilizando los dispositivos de energía orgónica desarrollados por Reich. La energía orgónica posee cualidades coherentes con el *Qi* de los sistemas médicos asiáticos y con el *Prana* de los de la India oriental. Los dos campos se expanden y se sostienen mutuamente, ya que ambos ven la curación desde un punto de vista holístico y energético, reconociendo que nuestro campo energético es el paisaje sutil en el que se manifiestan nuestros cuerpos físicos, ya sean sanos o enfermos.

En *La biopatía del cáncer*, Reich describió el tratamiento de 21 pacientes con cáncer terminal. En *La función del orgasmo*, describió el descubrimiento de la energía orgónica y explicó qué estados patológicos responden a ella y por qué. Intentó explicar la energía biológica que guía la función pulsante de nuestras células y órganos. En sus publicaciones mostró la relación de esta energía con la electricidad estática, el magnetismo, las corrientes eléctricas, la energía nuclear, el agua, la formación de las galaxias, la fuerza motriz y los procesos meteorológicos. Hasta ahora solo hemos tenido historias de casos individuales, conferencias y un hermoso libro sobre la asistencia clínica del Dr. Jorgos Kavouras. En mi opinión, es demasiado poco. Quizás el problema es que la revolución científica que Reich creó aún está en su infancia, y el resto de nosotros simplemente estamos tratando de recuperar lo que él intentó enseñarnos.

No he mencionado la contribución de Reich a los conceptos de conciencia, ni su conocimiento de la posibilidad de contacto con seres conscientes fuera de nuestro planeta. No he discutido las enormes contribuciones de Reich en los campos de la psicoterapia y la psiquiatría, la salud sexual, las relaciones sociales, el sufrimiento y la curación social a gran escala. Solo su concepto de unidad psicosomática o su reconocimiento de la «fórmula en cuatro tiempos» (que describe la pulsación energética biológica) establecen vastos paisajes superiores, que piden ser llenados con más información y más investigación.

El encarcelamiento de Reich, su muerte en prisión en 1957 y las repetidas quemas de sus libros han pesado sobre el desarrollo de sus ideas. Sin embargo, se acerca rápidamente el momento en que los grandes beneficios de su investigación comenzarán a ser reconocidos y utilizados.

Doy por sentada la aplicación de los dispositivos orgónicos que utilizo casi a diario. Ayer me aplasté fuertemente un dedo entre dos rejas de hierro. Más tarde noté que se estaba formando un hematoma en medio de la uña. Pensé para mí misma: «Vaya... ¡voy a perder la uña!». Le puse encima el embudo del *shooter* (pequeño acumulador orgónico) durante un par de horas. Hoy el hematoma apenas se ve. Después de trabajar duro en el jardín, me tumbo sobre mi faja orgónica, doblada debajo de mí, y en diez minutos todos mis dolores musculares desaparecen. Más tarde, envolví una rodilla torcida con una almohadilla orgónica y me quedé dormida. Esta mañana mi rodilla está bien. ¿Profilaxis o tratamiento?

Las historias clínicas presentadas por D'Ingiullo sugieren que las personas suelen acudir al tratamiento cuando el cáncer ya está muy avanzado o cuando han agotado las opciones terapéuticas para problemas de salud multisistémicos complicados. Estos casos son siempre los más difíciles. El propio Reich solo trató casos terminales de biopatía del cáncer, pacientes que habían agotado todas las opciones de cura. No obstante, el dolor se redujo en todos los casos y 13 de los 20 ya no presentaban cáncer al cabo de dos años. Me impresionan los resultados que el autor ha obtenido con los casos difíciles que ha presentado. Son complejos, afectan a varios sistemas y han obtenido excelentes resultados cuando las terapias tradicionales habían agotado sus beneficios.

Es un honor para mí escribir el prólogo de esta obra, que actualmente está siendo traducida a varios idiomas, incluyendo el inglés. No puedo sentirme satisfecha con mi ventaja personal al utilizar estos dispositivos a diario, sino que siento la necesidad de aportar mi granito de arena para dar a conocer estas posibilidades. Espero que este libro llegue a un amplio público, para que los lectores y los profesionales sanitarios puedan descubrir sus beneficios y aprender a utilizarlos.

Los Ángeles, California (EE. UU.)
18 de febrero de 2026

Qì y Orgón: El aliento eterno de la vida

Prólogo de Huma Carbonell
(Custodio de la escuela Neijing "El Rescate")

La primera vez que escuché hablar de Wilhelm Reich y el orgón fue a través de mi maestro, el Dr. J.L. Padilla —fundador de la escuela Nèi Jīng, de la ONG AHAAB'84 y psiquiatra, entre otras cosas— hace 40 años. Me habló de sus descubrimientos, como la coraza caracterológica, y de cómo al tocar determinados puntos (resonadores de energía) se producían catarsis en los pacientes; también mencionó la creación de la cabina orgónica y la capacidad de producir lluvia en el desierto.

Por aquel entonces estaba empezando a estudiar MTC y todo era —y sigue siendo— un asombro. La historia de Reich me llamó mucho la atención porque, en definitiva, el orgón era lo mismo que el Qì. El Qì (氣), a menudo mal traducido como 'energía', se definiría de forma más aproximada como soplo, aliento vital o fuerza misteriosa creadora del universo.

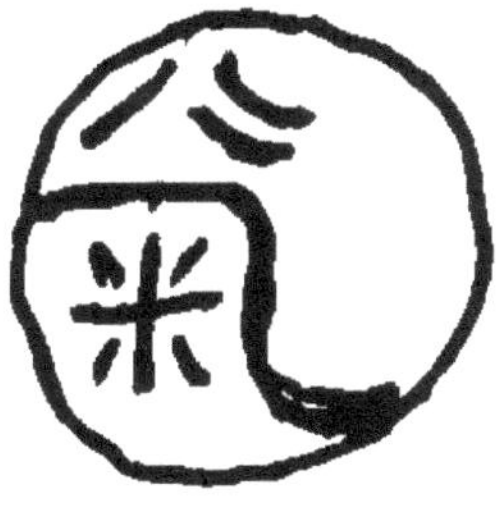

Aunque, en realidad, tampoco es solo eso, ya que forma parte de un movimiento eterno: el Dào (道). Y, como diría el Dào Dé Jīng: "Dào que puede ser expresado no es Dào absoluto".

Al Dào no se le puede manipular ni controlar; es él quien te lleva. Sin embargo, se manifiesta a través del Qì que es, en esencia, agua en movimiento. Una dinámica que le permite transformarse y transmutar gracias a esa chispa que llamamos Luz.

Pero la Luz no viaja: ya estaba ahí. Su manifestación es misteriosa. Al igual que cuando miramos al horizonte esperando el primer destello del alba, nos parece que tarda ocho minutos en alcanzarnos. Somos tan pequeños que verla nos da la ilusión de movimiento, de viaje. Pero la realidad es que la Luz ya estaba. Nunca dejó de estar.

$E=mc^2$ es un constructo. Representa una realidad, sí, pero es solo una de tantas y no un absoluto. El Qì es mucho más grande: es Todo, lo manifestado y lo no manifestado. Pero se hace dúctil, se hace flexible, se hace servidor en las manos del sanador, aunque no va a responder habitualmente como él quiere. También nos lo recuerda el Dào Dé Jīng (道德經): «El Cielo trata a los hombres como a perros de paja». Pero sí responde a la intención; sí responde al tacto, material o inmaterial; sí responde a la necesidad. Se presta a que el ser lo viva y lo use, y responde de una forma total. Repercute en todos los lugares, igual que la onda que se produce en la superficie del agua de un estanque al tirar una piedra.

Pero, es más: esa onda llega más allá de la orilla, aunque no la veamos. Cuando conocí, como estudiante de MTC, a Francesco, me habló de la manta orgónica y de sus posibilidades.

Ahora, al leer el borrador de su libro, se pone de manifiesto la continuidad, la perseverancia, la curiosidad y la creatividad de este investigador. De alabar es su forma clara de explicar tantos conocimientos.

Me parece revolucionaria, y evidente, la combinación que ha hecho entre las teorías y tecnologías orgónicas y los canales y resonadores de la MTC. Y ahí están algunos de los resultados.

De seguro que en la continuidad habrá más. Y estoy seguro que aún mejorará la tecnología. Es un camino sin límites, aunque aparentemente estén.

Felicitaciones al autor por su FE.

Alicante, España
10 de marzo de 2026,
Año del Caballo de Fuego

Agradecimientos

A decir verdad, soy de los que siempre consultan los agradecimientos de una obra, porque por lo general me interesa saber quién ha participado, indirectamente, en la redacción de un libro. En realidad, en la portada suele aparecer solo un nombre, el del autor, pero muy a menudo detrás de un libro hay muchas personas. Un poco como si fuesen los créditos finales de una película. Y si no ti has saltado este apartado del libro, querido lector, quiero decirte que encontrarás un hilo conductor, una trama, una historia, un trasfondo al leer estas líneas.

Y la historia comienza con Philippe Briffaut, quien hace casi treinta años, sin conocerme, me envió a casa unas revistas sobre orgonomía en inglés. Lo recuerdo como si hubiera sido ayer. ¡Qué extraña sorpresa! Posteriormente, me regaló libros y diversos materiales, tanto del propio Reich como sobre su obra. Después de todo este tiempo, sigo en contacto con él y siento una profunda conexión, además de estima y gratitud, hacia esta persona porque me abrió a un conocimiento que ha sido el telón de fondo de toda mi vida.

Me gustaría recordar a Giuseppe Cammarella, con quien tuve el placer de realizar las primeras sesiones de orgonoterapia y que, por lo tanto, representa mi primer contacto directo con el trabajo terapéutico desarrollado por Reich. Añado que en muy poco tiempo me curaron una inflamación crónica de las amígdalas que arrastraba desde la infancia, pero, aparte de eso, también fue mi primera experiencia de conciencia y liberación de tensiones corporales.

Siguiendo el orden cronológico, agradezco a Peter Jones, que fue el primer orgonista, obstetra de profesión, que me abrió las puertas de su casa y de su centro, regalándome momentos de formación teórica y práctica muy decisivos e importantes. También fue el primero en darme las bases del acompañamiento orgonómico al parto.

Mi agradecimiento etéreo va para Silja Wendelstadt y otros, y mi agradecimiento terrenal, para Beatrice Casavecchia. Juntos me introdujeron en el toque y el masaje bioenergético desarrollado por Eva Reich. Más allá de la técnica, me hicieron comprender la profundidad y el valor del contacto energético interpersonal. Y con Beatrice continué durante un tiempo mi terapia personal.

Estoy profundamente agradecido a Xavier Serrano Hortelano, director de *Es.Te.R.*, Escuela Española de Terapia Reichiana. No solo estoy agradecido a todo el cuerpo docente por la sólida e impecable formación que me han dado; no solo estoy muy agradecido en particular a Joan Vilchez Cambronero por los dos años de vegetoterapia en Valencia, sino porque hay un momento específico que debo recordar absolutamente: aquel en el que un día, sentados en un bar cerca de la calle República de Guinea Ecuatorial en Valencia, sede de la escuela, Xavier Serrano, sabiendo de mi pasión por los dispositivos orgónicos, me preguntó si quería retomar el trabajo de investigación sobre la energía orgónica. En cierto modo, fue allí donde se concibió este libro, hace unos ocho años, porque fue en ese momento cuando decidí dedicarme plenamente a esa pasión que me llamaba desde hacía casi veinte años.

Otra escuela que me hizo crecer exponencialmente en todos los sentidos fue la de Medicina China *El Rescate* en Alicante. Agradezco al maestro fundador José Luis Padilla, al director del centro de Alicante, Huma, y sobre todo a mis profesores directos, Enrique y Raúl, por sus cuatro años de formación revolucionaria y por los cientos de mensajes de consulta en los dos años siguientes, cuando empecé a tratar a los primeros pacientes.

Y ya que han llegado hasta aquí, también quiero dar las gracias a todos mis pacientes, porque al final ellos han sido los verdaderos maestros, los que me han hecho madurar, precisamente gracias a su *paciencia*, lo que significa estar al servicio, escuchar y estar en contacto para que lo que comúnmente se denomina tratamiento, pero que en el fondo es *un arte de* «restaurar» *una obra de arte*, pueda emerger y surtir los efectos deseados.

Doy las gracias a Luigi Marrone por la profunda amistad que nos une y por su capacidad para eliminar los bloqueos iniciales que tenía al escribir este libro. Su contribución a la corrección del texto ha sido fundamental.

Agradezco a Francesco Gherner su excepcional y adicional trabajo de revisión; su capacidad de análisis ha sido fundamental para garantizar la coherencia del texto, ayudándome a eliminar las incongruencias entre las premisas narrativas y el desarrollo efectivo de los temas.

A Marianna, mi hermana pequeña, por su valiosa colaboración gráfica.

Y, por último, a mi compañera de vida, Angélica, porque siento su amor desde que la conocí y porque ha sido la mujer que más ha apoyado mis locuras, la que me ha acompañado en todas mis aventuras, incluida la de este libro. Su formación en psicología y psicoterapia reichiana ha sido decisiva para la revisión de la última parte. Le estoy profundamente agradecido por todo lo que me da cada día y también porque sé lo difícil que es estar a mi lado.

El porqué de este libro

Este libro nace con la idea de contribuir al conocimiento de la energía orgónica y sus propiedades en el ámbito terapéutico. Se ha escrito mucho sobre los diversos e importantes descubrimientos de Wilhelm Reich, pero poco sobre el uso terapéutico de la energía orgónica. Digamos que se trata del libro que me hubiera gustado tener en mis manos hace ya 27 años, cuando me topé con Wilhelm Reich y la energía orgónica; cuando construí la primera faja orgónica, cuando me hubiera gustado comprender de forma más tangible y concreta qué significaba disponer de un acumulador orgónico y cómo podría utilizarlo. De hecho, si bien la construcción de dispositivos orgónicos es relativamente sencilla y se ha descrito en numerosas ocasiones en otros textos, saber cuándo y cómo utilizarlos puede resultar poco obvio debido a la escasa bibliografía y, a veces, a la información engañosa que se encuentra en Internet. Así, a menudo se termina construyendo una faja orgónica o, incluso, una cabina orgónica y utilizándola mientras dura el entusiasmo por la novedad, pero luego se olvida la validez de estas herramientas precisamente cuando más las podríamos necesitar. Escribo esto porque le ha pasado a mucha gente que conozco, y lo destaco porque he visto muchas cabinas orgónicas abandonadas por falta de conocimiento sobre el tema, por descuido o incluso por miedo a utilizar un instrumento sobre el que a veces se han hecho investigaciones bastante engañosas debido a la falta de comprensión de algo como la energía vital, que, en realidad, es difícil de comprender y observar sin caer en interpretaciones equívocas.

Podemos considerar un obstáculo para la difusión de los dispositivos orgónicos con fines terapéuticos la prohibición impuesta por la FDA (Food and Drug Administration) estadounidense sobre el uso y la comercialización de las cabinas orgónicas. La FDA es el organismo oficialmente encargado de controlar los medicamentos y las tecnologías utilizadas para el cuidado de la salud, y la prohibición que impuso en perjuicio de Reich y la orgonomía puede entenderse mejor hoy en día conociendo las implicaciones políticas y económicas que llevaron a esta acción legal.

En cualquier caso, esta prohibición impidió el uso del acumulador orgónico y, en consecuencia, la publicación de estudios e investigaciones al respecto.

Sin embargo, dicha prohibición no justifica la escasez de material publicado en otras partes del mundo y en Europa, continente que, por razones obvias, conozco un poco mejor.

Hasta la fecha, aparte de las propias publicaciones de Reich y algunos artículos que consideraré en su momento, sigue habiendo una importante publicación sobre el uso de la energía orgónica con fines terapéuticos, la del Dr. Jorgos Kavouras, que en 2005 publicó *Heilen mit Orgon Energie* (Curar con energía orgónica). Afortunadamente, como conozco el alemán, pude acceder a un texto que finalmente describía con claridad el uso de los dispositivos orgónicos, enriquecido con importantes aclaraciones y casos clínicos. Afortunadamente, porque ese libro supuso para mí un cambio radical de rumbo. Por fin se hablaba con amplitud del uso de los distintos dispositivos orgónicos, con algunas aclaraciones importantes y con numerosos casos clínicos a título de estudio e investigación.

El objetivo de este libro es precisamente ofrecer una visión lo más clara posible de la energía vital orgónica, describir los diversos dispositivos orgónicos y entrar en detalle sobre su uso. Para concluir con la integración de la medicina tradicional china (en adelante, MTC) — basada en la vasta experiencia de años aplicando la irradiación orgónica en sus canales —, he desarrollado un método propio bajo una condición indispensable: adherirme estrictamente a los principios de construcción y a las leyes fundamentales de la energía orgónica descubiertas por Wilhelm Reich.

Esto no es tanto por ser purista, sino porque siempre ha resultado ser el camino más fácil y eficaz para alcanzar el objetivo fijado: disponer de un instrumento de curación que fuera útil incluso en los casos más desesperados.

Es mi deseo proporcionar algunas claves de interpretación que puedan simplificar la comprensión de lo que sucede cuando se trabaja con la energía, y de lo que nos sucede cuando utilizamos la energía orgónica en diferentes situaciones y formas.

Y el cómo de este libro

El libro se compone de cuatro partes. Una primera parte introductoria sobre cómo Reich llegó a definir lo que llamó energía orgónica y sobre el descubrimiento de sus propiedades fundamentales. Es importante aclarar que cuando hablamos de energía orgónica, nos referimos a la energía vital «clásica». Sin duda, uno de los méritos de Reich fue estudiarla desde una perspectiva occidental, logrando llevar a cabo una serie de experimentos que fueron replicados numerosas veces, tanto en vida del autor como, posteriormente, por sus discípulos, con el fin de demostrar su existencia y sus cualidades intrínsecas. En otras palabras, los descubrimientos de Reich nos dan una percepción mucho más práctica de la energía vital. Y esto, a su vez, ha permitido y sigue permitiendo el desarrollo de una medicina orgónica, es decir, una medicina basada en el conocimiento y el uso de sus propiedades y de los dispositivos que Reich ya había comenzado a utilizar, entre los que destaca la cabina orgónica.

La segunda parte del libro estará dedicada a la diferenciación de los distintos dispositivos y a su uso específico. Esto se debe a que cada instrumento tiene un potencial diferente y, dependiendo de la situación inicial de salud, se puede trabajar con uno solo de ellos y obtener así excelentes resultados, o bien es necesario utilizar varios instrumentos para obtener resultados importantes. Obviamente, estamos hablando de situaciones con gravedad y cronicidad crecientes. También se abordarán las diferentes modalidades de uso, la frecuencia y la duración.

La tercera parte del libro estará dedicada a la irradiación orgónica en los canales de la medicina china. Cronológicamente, este ha sido también el último avance que he logrado. Un paso que ha permitido descubrir muchas otras posibilidades sobre el uso de la energía orgónica como herramienta de curación en situaciones concretas, incluso graves, de las que se hablará más adelante en la sección dedicada a las historias de vida (clínicas).

En el texto daré las referencias oportunas para profundizar en los temas relacionados tanto con la medicina orgónica como con la MTC. También existe la posibilidad de organizar y participar en una formación completa de medicina orgónica y MTC para aquellos que quieran profundizar sus conocimientos, incluso con vistas a una posible salida profesional. A este respecto, utilizando el código QR que figura a continuación, se puede consultar la página sobre las propuestas de enseñanza:

psicoecologica.wixsite.com/accumulatoreorgonico/insegnamento.

Por último, habrá una cuarta parte relativa al trabajo de prevención, que representa el verdadero caballo de batalla tanto de la medicina orgónica como de la MTC. No olvidemos que Wilhelm Reich inició una investigación en el campo de la prevención, posteriormente desarrollada, que ofrece herramientas únicas. La MTC también parte de la premisa de que no es necesario enfermarse cuando se respeta la fisiología energética del organismo.

Ahora, para aquellos que tienen en sus manos por primera vez un libro sobre la energía orgónica, ha llegado el momento de hablar un poco sobre Wilhelm Reich y los pasos fundamentales que llevaron al descubrimiento de la misma. Se trata de un paso importante porque contiene las claves para comprender el funcionamiento de los dispositivos orgónicos. Para aquellos que ya conocen la vida de Reich y sus descubrimientos fundamentales, estas próximas páginas pueden servir como repaso. Si, por el contrario, crees que tienes una buena base de orgonomía, puedes pasar, quizás con delicadeza, a la segunda parte relativa a los dispositivos orgónicos.

Primera parte:

Una historia revolucionaria

Wilhelm Reich y su obsesión por la energía

En primer lugar, es pertinente repasar brevemente la historia del descubrimiento de la energía orgónica (en adelante, EO), para luego describir los distintos dispositivos e investigaciones che han enriquecido su uso terapéutico.

Recuerdo que, a los 21 años, cuando descubrí el trabajo de Reich sobre el orgón, fue gracias a un desconocido que me envió unas revistas en inglés que ilustraban, entre otras cosas, la observación de los biones, de los que hablaré más adelante. Todo ello simplemente porque se había enterado de mi interés por la educación infantil. Recuerdo al lector, a este respecto, que uno de los mejores amigos de Reich fue Alexander Southerland Neill, fundador de la pedagogía libertaria y desarrollador, junto con el científico, del principio de autorregulación aplicado a la educación infantil (Neill, 2018). Mi reacción inmediata fue de gran escepticismo: era la primera vez que alguien me hablaba de la energía vital. Si bien, por un lado, el concepto de energía vital está ahora mucho más difundido y reconocido (después de unos 25 años), por otro lado soy consciente de que muchos lectores podrían encontrarlo por primera vez precisamente en este libro.

En cuanto a mi historia, en poco tiempo leí *Niños del futuro* (1994), *La función del orgasmo* (2016), *Biopatía del cáncer* (1985) y otros textos de Reich. Así, entre un libro y otro, llegué a construir mi primera faja orgónica. También tuve la suerte de disponer de material bastante raro, como revistas de orgonomía publicadas en los años 70 y 80.

Es evidente que Reich estaba obsesionado con la energía, ya que hablaba de ella desde su primer libro, traducido al italiano con el título *Genitalità* (1996). De hecho, en este texto, el autor hace un primer análisis interesante de la etiología de las neurosis, distinguiéndola de la sintomatología, ya que la primera está relacionada principalmente con bloqueos que representan una sustracción real de energía con el consiguiente estancamiento de la misma, mientras que la segunda depende esencialmente de la economía del sistema vegetativo, que se adapta a los cambios del flujo natural y busca vías de escape alternativas para utilizar este exceso de energía. Estas vías de salida pueden ser somatizaciones, ansiedad, palpitaciones, fobias o incluso trastornos motores como los tics. Reich habla aquí de economía sexual y comienza a esbozar lo que se convertirá en un pilar de toda la orgonomía, *la función del orgasmo*, entendida como la función natural de la energía que fluye libremente. Cuando esta función se ve alterada, se generan desequilibrios energéticos tanto en el organismo humano como, por ejemplo, en la atmósfera terrestre (como veremos a continuación).

Así pues, el primer paso fundamental en la investigación del joven médico Reich — entonces psicoanalista en prácticas tras haber estudiado con su conciudadano Freud, lo que le llevó al descubrimiento de la EO — fue el trabajo psicocorporal, es decir, la observación de las dinámicas energéticas dentro del organismo humano y, sobre todo, las interferencias generadas en ellas por lo que Reich denominó posteriormente *la coraza* (véase la figura siguiente con la división en siete segmentos). Este avance en aquella época de efervescencia psicoanalítica sentó las bases de la primera psicoterapia corporal de la historia. Posteriormente, casi todas (si no todas) las escuelas de psicoterapia corporal retomaron los conceptos básicos desarrollados por Reich.

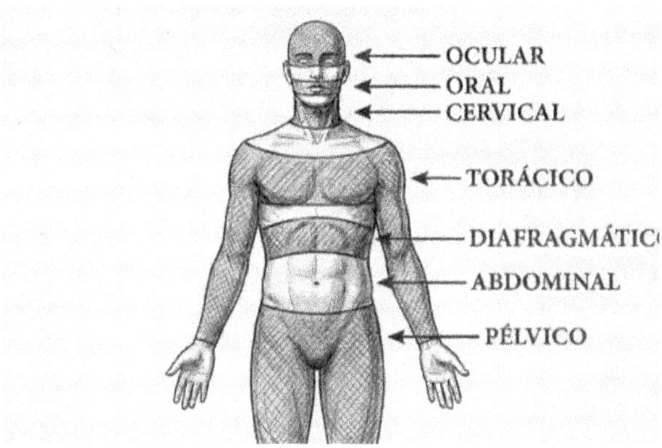

Fig. 1: Los siete segmentos de la coraza tal y como los elaboró Wilhelm Reich.

En ese fructífero período que abarca los años 20 y 30 del siglo pasado, Reich desarrolla primero el Análisis del carácter (2005) y, posteriormente, lo que llamará vegetoterapia caracteroanalítica[1] , en referencia a las dinámicas del sistema vegetativo durante el trabajo terapéutico. Todo esto precede al descubrimiento definitivo de la EO, que le llevará a redefinir la terapia como Orgonoterapia psiquiátrica[2] , distinta de la física, realizada fundamentalmente con dispositivos orgónicos.

El término «orgonoterapia» fue acuñado por Reich durante su estancia en Estados Unidos, también por motivos lingüísticos, ya que el término «vegetoterapia» en inglés hacía pensar más en el uso de plantas que en el sistema vegetativo.

Reich nos demuestra que tiene en sus manos una clave de interpretación crucial en lo que respecta al trabajo terapéutico, que se refiere precisamente a la observación y la comprensión de las dinámicas energéticas.

Pero veamos brevemente cuáles fueron los pasos adicionales para llegar al descubrimiento de la EO.

Mediciones bioeléctricas y descubrimiento de los biones

En los años 30, Reich, ya perfectamente iniciado en el camino de las funciones biosexuales y, en particular, en la función del orgasmo, que posteriormente se ampliaría también al campo de la biología, la meteorología y la sociología, decide realizar un estudio sobre las tensiones que se desarrollan a nivel epidérmico en concomitancia con la experiencia de sensaciones agradables o desagradables.

Estos estudios se llevaron a cabo entre 1934 y 1935 y tenían como objetivo medir objetivamente las manifestaciones físicas de la energía biológica en respuesta a estímulos placenteros o desagradables.

El principio de expansión y contracción

Estos experimentos, pioneros para la época, sirvieron a Reich para confirmar algunos hechos fundamentales que están en la base de todo el

[1] Este término sigue siendo utilizado por varias escuelas de terapia reichiana, que lo prefieren esencialmente por el hecho de que la investigación sobre la energía orgónica siempre ha sido objeto de denigración y mistificación; en consecuencia, en diversos ámbitos académicos y científicos, el término «orgonoterapia» sigue siendo difícil de aceptar.

[2] Este es el término más utilizado, sobre todo en las escuelas norteamericanas, que han preferido seguir utilizando la terminología empleada en los últimos años por Reich.

desarrollo de la orgonomía, del trabajo de prevención y del trabajo terapéutico. Es decir, ante estímulos placenteros, la tensión superficial aumenta, el campo energético se expande y la vida misma, a todos los niveles, se ve impulsada a un crecimiento y a una ampliación de su potencial general.

Ante estímulos negativos, en cambio, el campo energético se contrae y dicha contracción, en general, inhibe las funciones vitales. Volveremos sobre la contracción cuando hablemos de la energía estancada (DOR).

Este descubrimiento sentará las bases para la concepción de las cuatro fases de la función (fórmula) del orgasmo: tensión, carga, descarga y relajación. Si hay tensión, sin una carga energética real, las otras fases se ven comprometidas. Esto nos hace comprender que, además de una estimulación mecánica o química, es necesaria una libre pulsación energética para que la energía vital fluya adecuadamente. En otras palabras, se puede tener una turgencia de los tejidos (por ejemplo, erección del pene o de los pezones) sin tener la correspondiente carga energética. Todo ello lleva a Reich a reafirmar lo expuesto en su primer tratado y que define como función biológica del placer, en contraposición, de la ansiedad. De hecho, cuando el flujo de energía se ve interrumpido por las tensiones corporales, la expansión se ve comprometida y esa misma energía que habría alimentado la experiencia del placer se transforma, debido a su contracción, en ansiedad.

Este estudio también revela una intuición posterior de Reich sobre el hecho de que la energía que estaba investigando no era de naturaleza eléctrica, sino más bien biológica. Más tarde, el científico descubriría también sus características como energía cósmica, devolviendo la luz, de forma independiente, a un fenómeno que la física académica había suprimido activamente: la existencia del éter dinámico. El trabajo de James DeMeo (2019)[3], incansable y meticuloso estudioso de la física orgónica, explica el contexto histórico de esta supresión, demostrando cómo los prejuicios académicos han oscurecido los resultados positivos de los experimentos sobre la deriva del éter de científicos como Dayton Miller, que, según el propio DeMeo, ofrecen hoy en día la base física para comprender el movimiento y la naturaleza de la energía orgónica.

---

3 James DeMeo, The Dynamic Ether of Cosmic Space: Correcting a Major Error in Modern Science, Ashland, Oregón, EE. UU., Natural Energy Works, 2019

El descubrimiento de los biones

Pero volvamos a los años treinta, cuando Reich, para dar continuidad a su investigación, decide indagar en el origen de la vida; concretamente, observa cómo esta se genera en los organismos unicelulares. Su intención es observar las amebas. La teoría oficial sobre la generación de las amebas se centra en su procedencia de las esporas del aire. Para Reich esto no es un problema: idea varios sistemas para evitar cualquier contaminación externa por posibles esporas. Así descubre cómo la materia prima viva y, posteriormente, también la inerte, en determinadas condiciones se descompone en vesículas que tienen luz y movimiento propios. Llama a estas vesículas «biones» y comprende que representan la primera unidad esencial y estructural de la vida. A partir de ellas, por agregación, se formarán los organismos unicelulares.

Quiero detenerme un momento en lo que acabo de decir. Estamos hablando de experimentos que demuestran indiscutiblemente el origen espontáneo de la vida incluso a partir de materiales inertes como limaduras de hierro o arena. Experimentos que se han repetido muchas veces posteriormente, confirmando definitivamente lo descubierto por Reich. Experimentos sobre los que se han publicado numerosos artículos y nada menos que tres libros en los últimos años en tres países diferentes.[4]

No es mi intención repetirme en la exposición de hechos y procedimientos, pero considero que este es el mayor hallazgo de Wilhelm Reich y el eslabón fundamental que lo llevó al descubrimiento de la energía orgónica. La única información importante que hay que recordar es lo que Reich denomina biones SAPA, abreviatura de *Sand Pack*, es decir, los paquetes biónicos hechos con arena silícea que se clasifican como los más potentes en la creación de biones y, por consiguiente, para la irradiación orgónica.

Cabe mencionar que la investigación de Reich sobre los biones encuentra una sorprendente confirmación moderna en los estudios sobre biofotónica de Fritz Albert Popp (1985). Popp demostró que todas las células vivas emiten una luz débil, denominada biofotones, que sirve como sistema de comunicación intercelular y regulación biológica. Esta

---

[4] Peter Jones, Artificers of Fraud: The Origin of Life and Scientific Deception, Orgonomy UK, 2012.

James E. Strick, Wilhelm Reich, Biologist, Harvard University Press, 2015.

Artur Sala, Magna ciencia II: el verdadero origen de la vida, Cauac Editorial, 2021.

«luz de la vida» es, en términos científicos contemporáneos, la manifestación de la radiación que Reich observaba en los biones. La biofotónica confirma, por tanto, que la energía vital no es solo un concepto abstracto, sino que se manifiesta en forma de campos electromagnéticos coherentes que gobiernan el orden biológico del organismo (Senf, 2024).

El primer acumulador orgónico

Estamos en 1939, Reich tiene un laboratorio lleno de muestras de diferentes mezclas y preparados con los que está llevando a cabo sus investigaciones sobre los biones. Empieza a observar curiosos fenómenos luminosos muy similares a los que observará más tarde al aire libre en el aire fresco de Maine, donde establecerá su centro operativo, al que llamará Orgonon. Descubre que los materiales del laboratorio se cargan de energía en presencia de estos preparados biónicos. Él mismo se broncea en el sótano en el que trabaja, por la simple exposición a estos preparados biónicos que observa durante horas al microscopio.

En un momento dado, con la intención de observar mejor estos fenómenos luminosos y la energía subyacente, construye lo que se convertirá en el primer acumulador orgónico de la historia. Esta caja, similar a una jaula de Faraday invertida, hecha de madera por fuera y metal por dentro, esa equipada con una lente para poder ampliar estos fenómenos en un entorno completamente oscuro.

Es en este preciso momento cuando se produce otro descubrimiento inesperado. Inicialmente, Reich observa los fenómenos luminosos esperados (vapores azulados y puntos/líneas amarillentas y parpadeantes) cuando los biones SAPA están en el interior. Sin embargo, el descubrimiento crucial se produce cuando, tras retirar los preparados biónicos y ventilar la caja, los fenómenos luminosos no cesan, sino que continúan más o menos como en la presencia de los biones.

A pesar de sus intentos por eliminar el efecto desmontando y ventilando los componentes o construyendo una nueva caja, Reich no consigue eliminar la radiación del interior. Llega entonces a la conclusión de que la energía que está estudiando está «en todas partes» y proviene de la atmósfera.

Reich comprendió que el metal atrae la energía orgónica pero la repele rápidamente, en combinación con el material orgánico, que la absorbe y la devuelve al metal, crea una dinámica única. La energía se irradia libremente hacia el interior del espacio cerrado, pero su salida hacia el exterior se limita, lo que permite al dispositivo acumular la energía orgónica en su interior.

Y este, querido lector, es el otro paso fundamental que permitirá a Reich descubrir varias propiedades de la energía orgónica. Pero, sobre todo, es el paso que permite definir la técnica constructiva básica de los acumuladores orgónicos, que representan la base de todo el trabajo que te estoy presentando. Repasemos ahora las propiedades que Reich descubre sobre la energía orgónica.

Las propiedades de la energía orgónica descubiertas por Reich

Presencia en la atmósfera, en el espacio y en los seres vivos

Con el paso del tiempo, Reich se da cuenta de que esta energía es omnipresente. Más tarde elaborará también la teoría de la Superposición Cósmica para explicar la formación de las galaxias tras la unión de dos o más corrientes orgónicas cósmicas.

De hecho, los fenómenos luminosos básicos que todos podemos observar a simple vista están presentes tanto en la cabinacaso orgónica como en la atmósfera. Me refiero en particular a la observación de puntos luminosos que aparecen, se mueven en espiral y luego desaparecen, y que son fácilmente observables a simple vista durante los días altamente cargados de energía. Algunas personas también pueden ver otros fenómenos, como desplazamientos más grandes de energía orgónica en la atmósfera o el aura de las personas. Personalmente, puedo dar testimonio de tres fenómenos particulares que he presenciado en mi vida. El primero de ellos fue un haz de luz azul al nacer mi primer hijo, entre los ojos de la madre y los suyos, mientras ella lo sostenía en brazos justo después del parto.

El otro fenómeno muy interesante fue ver cómo la energía orgónica ascendía justo antes de una tormenta. A una distancia de unos 20-30 metros de mí, vi, sobre el fondo de las copas de los árboles de color verde oscuro, un consistente haz de pequeños puntos luminosos ascendiendo hacia arriba. Este es un fenómeno que Reich explica y sobre el que volveremos a hablar más adelante. Y, para terminar, observé más de una vez movimientos de pequeñas nubes orgónicas en la atmósfera, siempre a una distancia de unos 15-20 metros de mí. Cuento estos episodios porque creo que muchas personas han presenciado fenómenos similares, pero no han sabido interpretarlos correctamente. Una de las capacidades fundamentales de Reich fue la de dar la interpretación correcta a la mayoría de los fenómenos de los que fue testigo.

Todas estas observaciones le llevaron a comprender que la energía orgónica es omnipresente y sinónimo de energía vital, un concepto postulado en Occidente desde la antigüedad: basta citar *el Éter* de Aristóteles y el *Spiritus* de Giordano Bruno; mientras que en todas las tradiciones orientales este concepto está presente bajo diferentes nombres como Qi, Ki, Prana y Akasha. La innovación de Wilhelm Reich reside en haber desarrollado una metodología bastante rigurosa para su observación y el estudio de sus efectos.

Posibilidad de acumulación por parte de los seres vivos

Esta energía está presente, por tanto, en la atmósfera, en el espacio, y es acumulada de forma natural por los seres vivos a través de la ley del potencial inverso, de la que hablaremos en breve. A través de algunos experimentos que se repitieron varias veces, Reich descubrió que la energía orgónica se concentra más durante el verano y, en general, durante las horas centrales del día. Esta información nos resulta útil para comprender algunas diferencias que pueden aplicarse en el uso de los dispositivos orgónicos, es decir, su mayor eficacia durante estos momentos de mayor concentración, por lo que los tratamientos pueden ser más cortos durante el verano y más largos durante el invierno. De hecho, incluso en la acupuntura, según la medicina china, existe esta diferencia en la duración del tratamiento. Cuando hablemos del uso de los proyectores orgónicos, encontrarán una tabla con los tiempos de referencia.

La función del orgasmo y la ley del potencial inverso

Y ahora llegamos a las dos leyes que rigen la energía orgónica vital y que son los pilares energéticos de toda la investigación de Reich: me refiero a la función del orgasmo y a la ley del potencial inverso.

El vínculo entre ambas establece el principio físico y biológico que rige el flujo de la energía orgónica.

La ley del potencial inverso describe el comportamiento universal del orgón, afirmando que esta energía fluye espontáneamente de un sistema de menor potencial a uno de mayor potencial (al contrario de la entropía termodinámica). Este principio no solo explica el funcionamiento de dispositivos inanimados como el acumulador orgónico (que concentra la energía del entorno), sino que también es la base física del ciclo energético dentro de la materia viva.

La función del orgasmo es la expresión biológica de esta ley. Describe el ciclo natural de la vida (tensión-carga-descarga-relajación) en el que la energía orgónica se acumula en el cuerpo (siguiendo la ley del potencial inverso) para luego requerir una descarga completa e involuntaria. Una descarga orgásmica sana y desinhibida permite al organismo restablecer su equilibrio energético. Si el ciclo se bloquea, la ley del potencial inverso sigue empujando el orgón hacia la acumulación sin la descarga posterior, lo que provoca un estancamiento de la energía vital que, según Reich, se manifiesta en forma de neurosis y somatizaciones, tal y como se ha explicado anteriormente. En resumen, la ley del potencial inverso es el mecanismo físico básico, mientras que la Función del Orgasmo es el mecanismo biológico de salud que gestiona y completa el ciclo de acumulación y descarga de esta energía en el ser vivo.

Posibilidad de acumulación artificial

Esta otra característica distingue sin duda a todos los dispositivos orgónicos y los sitúa en primer lugar como instrumentos capaces de captar y concentrar la energía vital. Así lo demuestran los resultados obtenidos en las situaciones más graves. Aunque existen remedios tradicionales capaces de concentrar la energía — véanse ciertas plantas suculentas, ciertas grasas y la arcilla ventilada — los acumuladores orgónicos superan con creces la capacidad de captación e irradiación de energía vital. En algunos casos, esto no impide asociar esos remedios al uso de dispositivos orgónicos para aumentar aún más su efecto, especialmente en usos tópicos. Es importante tener en cuenta que la mayoría de los instrumentos terapéuticos actuales actúa utilizando la energía del paciente o mediante la emisión de ciertas frecuencias beneficiosas. Sin embargo, en determinadas situaciones esto no es suficiente y, tras varios años de investigación, puedo afirmar que los únicos dispositivos capaces de administrar lo que podríamos definir como una inyección de energía son precisamente los diversos dispositivos orgónicos.

Movimiento intrínseco

Esta es otra característica de la energía vital: nunca se detiene. Cuando esto ocurre, esa misma energía ya no tiene las características vitales que, precisamente, alimentan y hacen posible la vida. El movimiento puede ser de naturaleza centrífuga, tendiendo por tanto a la expansión, o de naturaleza centrípeta, con la función de crear materia. Pero todo esto ocurre de forma alterna y a un ritmo biológico preciso definido *como pulsación*. Esta es la capacidad de un organismo y de la energía en sí misma para oscilar entre dos polos opuestos y complementarios.

En un organismo sano, esta alternancia es fluida y continua, similar al movimiento de una ameba que se extiende hacia el alimento y se retrae ante un estímulo nocivo.

Podemos encontrar un paralelismo esclarecedor en la filosofía oriental y en la medicina tradicional: la vida nace de la tensión dinámica y de la interacción entre opuestos (Yin y Yang, o simpático y vago en el cuerpo humano). No es el equilibrio estático (estasis) lo que genera la vida, sino la capacidad de moverse rítmicamente entre estos estados. El exceso de equilibrio estático conduce al estancamiento y a la muerte de la energía, mientras que la capacidad de «pulsar», es decir, de gestionar el desequilibrio momentáneo para luego volver al equilibrio, es la esencia misma de la vitalidad y la adaptación evolutiva. Por último, añado que un equilibrio estático tampoco permitiría el desarrollo de la función del orgasmo descubierta por Reich, ya que es precisamente la diferencia de potencial y la libertad de movimiento lo que determina el desencadenamiento de las dos primeras fases de tensión y carga para dar lugar a las otras dos fases de descarga y relajación.

Los efectos de la energía orgónica en el organismo humano

Estimulación del sistema parasimpático

La energía orgónica, si se deja fluir libremente, ejerce una influencia profunda y directa sobre el sistema nervioso autónomo (SNA), empujando al organismo hacia un estado de expansión, placer y regeneración.

Nuestro SNA se compone de dos ramas en constante equilibrio dinámico: el sistema simpático, orientado a la tensión (la respuesta de «lucha o huida»), y el sistema parasimpático, encargado de la relajación y las funciones anabólicas (de construcción y restauración). Según la teoría orgónica, la libre circulación de esta energía en el cuerpo refuerza precisamente el dominio del parasimpático, desactivando la contracción y la tensión crónicas impuestas por la coraza muscular y emocional.

Este es el primer efecto a tener en cuenta, tanto porque ha sido ampliamente descrito por el propio Reich, como por el hecho de que vivimos en una sociedad profundamente afectada por el estrés, la ansiedad y la prisa por hacer, actuar y acumular. Todo ello conduce con los años a una inclinación hacia la hiperactivación del sistema simpático, con consecuencias nocivas para el bienestar general del organismo. Por esta razón, disponer de una herramienta sencilla que, en la mayoría de los casos, estimule el sistema parasimpático puede resultar muy útil. Digo en la mayoría de los casos porque rara vez las tensiones neuromusculares son tan fuertes que el aumento del nivel de energía, en lugar de producir un estado de bienestar, produce un estado de ansiedad, por lo que en estos casos se requiere una elaboración preventiva de las dinámicas psíquicas latentes que están en la base de ese estado de contracción excesiva. Afortunadamente, repito, en mi experiencia con miles de sujetos, este tipo de efectos no deseados solo se ha producido en un porcentaje mínimo de casos, que apenas alcanza el 1 %.

Los efectos concretos de este predominio parasimpático se manifiestan en fenómenos como la vasodilatación, observable como un enrojecimiento (enrojecimiento de la cara y la piel) y una sensación de calor difuso, señales de que los vasos sanguíneos se están expandiendo para recibir un mayor flujo energético y sanguíneo. Este estado de relajación reduce la carga sobre el sistema cardiovascular, lo que provoca una ralentización de la frecuencia cardíaca y una disminución de la presión arterial. Además, el sistema parasimpático estimula las funciones corporales relacionadas con el descanso y la peristalsis (los movimientos intestinales), favoreciendo la absorción y la transformación de los alimentos.

La implicación más profunda de la teoría de Reich es que la energía orgónica no se limita a inducir una vaga relajación, sino que activa específicamente todas aquellas funciones biológicas que definen la capacidad de placer y plenitud vital del organismo.

Para comprender plenamente el significado del dominio parasimpático en el contexto de la medicina orgónica, es útil considerar algunas de sus funciones menos inmediatas, pero cruciales para la salud y el placer. El sistema parasimpático no solo se encarga de hacernos dormir o digerir, sino que también es responsable de funciones muy específicas relacionadas con la descarga y la satisfacción.

Por ejemplo, el sistema parasimpático es la rama del SNA che controla la erección y la excitación genital, lo que equivale a una expansión energética del organismo. Del mismo modo, es responsable de la contracción de la vejiga durante la micción. Todos estos actos son ejemplos de descarga funcional y movimiento pulsátil che requieren un estado de entrega, así como la ausencia de miedo y tensión.

Si, como sostiene Reich, la energía orgónica es el motor de esta pulsación vital, entonces su libre circulación tiene el potencial de restaurar no solo la salud emocional, sino también el pleno poder orgásmico del individuo, es decir, su capacidad para rendirse al placer y completar el ciclo de carga-descarga energética (como lo expresa la fórmula del orgasmo), resolviendo de raíz las tensiones crónicas que limitan la alegría de vivir y la salud.

Reequilibrio del sistema inmunológico

Había titulado este párrafo «Estimulación del sistema inmunológico», sin embargo, a la luz de los recientes descubrimientos y de la experiencia clínica de los últimos años, creo que «reequilibrio» es el término más adecuado. Kavouras establece un paralelismo entre el potencial energético — y, por tanto, la capacidad energética del individuo — y la funcionalidad del sistema inmunológico, indicando que la estimulación de este último es un efecto del aumento de energía debido al uso de dispositivos orgónicos. Sostiene que una buena carga energética, junto con una pulsación energética equilibrada, son la clave para tolerar el estrés externo y, por tanto, para mantener la salud. El propio Kavouras asocia este efecto específico de la radiación orgónica al aumento de la temperatura corporal. La medición de esta antes del tratamiento — ya sea con la cabina o con la faja orgónica — permite evaluar su eficacia: un aumento térmico indica que la absorción de energía ha sido suficiente. De lo contrario, será necesario incrementar la duración e intensidad de las sesiones. Al respecto, resulta interesante señalar la observación del autor sobre la ausencia di fiebre en pacientes oncológicos durante años previos a la aparición del tumor, dato che se explica por un bajo nivel general de energía.

El reequilibrio del sistema inmunitario también puede explicarse desde otro punto de vista si lo consideramos no como un sistema de defensa, sino como un sistema de relación con el exterior que sabe reconocer cuándo entrar en acción para expulsar virus y bacterias nocivas para el organismo, además de saber cuándo bajar la guardia porque lo que viene del exterior es beneficioso. Podemos relacionar esta función con nuestra envoltura energética, nuestra aura, que también actúa como filtro y que es tanto más eficaz cuanto mayor es su estado de salud, es decir, cuanto más cargada está energéticamente. A este respecto, véase también el apartado sobre la reparación de los agujeros energéticos más adelante.

Añadamos ahora una tercera perspectiva sobre los efectos de la energía orgónica, estrechamente vinculada a la estimulación del sistema parasimpático. Las investigaciones de las últimas décadas han revelado que dicha estimulación influye en la respuesta inmunitaria, evitando que sea excesiva y derive en trastornos autoinmunes, donde el sistema inmunitario se vuelve autoagresivo. Es precisamente el sistema parasimpático — estimulado, como hemos visto, por la radiación orgónica — el que modula la respuesta colinérgica mediante la liberación de acetilcolina a través del nervio vago, eje central de este sistema. Evidentemente, este mecanismo resulta ineficaz si el organismo tiende al estrés y a la contracción, reduciendo así la carga y la fase expansiva de la pulsación energética.

En la visión somatopsicodinámica moderna, la psiconeuroinmunología (PNI) representa el puente científico que explica cómo los estados emocionales influyen en la resistencia biológica. Manuel Redón (2025) subraya que el sistema inmunológico no es una entidad aislada, sino que forma parte de una red bidireccional integrada con el sistema nervioso y el sistema endocrino. El estrés crónico y la coraza caracterial no solo actúan a nivel psicológico, sino que deprimen directamente la respuesta inmunitaria a través de una cascada hormonal que altera el metabolismo celular, haciendo que el individuo sea energéticamente vulnerable a las patologías.

Reparación de los agujeros energéticos del organismo

Dado que ya hemos hablado de la carga energética y del aura, ha llegado el momento de mencionar este efecto adicional de la irradiación orgónica que se puede obtener especialmente con una irradiación sistémica, es decir, de todo el organismo, mediante el uso de la cabina o la camilla orgónica. Ya hemos mencionado los agujeros energéticos y volveremos a ellos en la sección dedicada a los casos clínicos. Por el momento, es importante reiterar que es fundamental tener un campo energético íntegro, pulsante y cargado de energía para poder disfrutar de una salud óptima y no verse afectado por el estrés y las contaminaciones externas. Cuando se desarrollan ciertas patologías definidas hoy en día como sensibilidad al electromagnetismo, fatiga crónica o incluso fibromialgia, es muy probable que nos encontremos ante agujeros energéticos o un adelgazamiento excesivo de nuestra envoltura energética. La experiencia ha demostrado que un uso regular y constante de la radiación orgónica puede remediar estas deficiencias.

Reparación celular y estimulación tisular

Este efecto ha sido quizás uno de los más documentados porque es sin duda uno de los más fácilmente perceptibles y, en cierto sentido, «mágico» de la energía orgónica. Es también la razón por la que defino a la faja orgónica como un instrumento fundamental de primeros auxilios que hay que tener en casa para cualquier eventualidad. De hecho, este efecto se verifica siempre en presencia de heridas, quemaduras, laceraciones y fracturas, con una aceleración del proceso de curación. Esto también queda demostrado de manera notable por los testimonios sobre la detención de una hemorragia debido a la mejor respuesta reparadora del organismo. Este efecto también se debe a la estimulación del sistema parasimpático, ya que nuestro organismo está más predispuesto a la reparación de los tejidos cuanto más relajados y expandidos estamos. Volveremos sobre este aspecto cuando hablemos de algunos casos concretos.

Apoyo a las transmutaciones bioquímicas en el organismo

Según los principios fundamentales de la química clásica, en particular la ley de Lavoisier, la materia se transforma, pero los elementos químicos básicos permanecen inalterados: un átomo de calcio sigue siendo tal y no puede transformarse en otro elemento salvo mediante reacciones nucleares de muy alta energía. Sin embargo, los estudios pioneros del francés Louis Kervran en los años 70 y las posteriores elaboraciones del físico contemporáneo Artur Sala proponen una visión radicalmente diferente, sugiriendo que los organismos vivos poseen la capacidad de transmutar un elemento en otro a temperatura ambiente y con baja energía para satisfacer sus necesidades biológicas.

Esta teoría surge de las observaciones empíricas de Kervran, quien observó fenómenos fisiológicos que de otro modo serían inexplicables. El ejemplo más famoso y citado se refiere a las gallinas que, a pesar de haber sido privadas de calcio en su dieta, pero alimentadas con mica (un mineral rico en silicio) o potasio, seguían produciendo huevos con una cáscara calcárea perfectamente sólida. La deducción de Kervran fue que el organismo animal, gracias a la acción de enzimas específicas, actuaba como un acelerador capaz de fusionar el núcleo del potasio o del silicio con el hidrógeno para crear nuevo calcio. Otro caso emblemático fue el de los trabajadores de los campos petrolíferos del Sáhara que, a pesar de ingerir grandes cantidades de sal (es decir, sodio), expulsaban magnesio a través del sudor; Kervran hipotetizó una transmutación interna de sodio a magnesio necesaria para mantener el equilibrio térmico en ese clima extremo, definiendo este proceso *como fusión fría biológica.*

En tiempos más recientes, el físico Artur Sala retomó estos conceptos tratando de proporcionarles una base física más moderna y rigurosa. Para

Sala, estos fenómenos no representan una violación de las leyes de la física, sino más bien una forma de física nuclear «suave» que la ciencia estándar tiende a ignorar. El dato importante sobre las transmutaciones que se desprende de los estudios de este físico es que cada vez que se produce una transmutación hay una liberación o absorción de energía. Además, en el organismo humano, todas las transmutaciones tienen como elemento final el hierro. Este actúa prácticamente como una especie de reserva, lo que también explicaría la enorme cantidad de hierro presente en nuestro organismo, del que, por transmutación, se obtienen todos los demás elementos indispensables para el funcionamiento biológico. Está claro que si no hay suficiente energía, el cuerpo tendrá dificultades para realizar ciertas transmutaciones, y esto podría ser una válida explicación del hecho de que la irradiación orgónica siempre ha dado resultados positivos en casos de anemia, contribuyendo en general a mejorar los valores sanguíneos que, en este punto, podemos ver como un gran laboratorio que satisface minuto a minuto las necesidades del organismo, valiéndose también de este precioso mecanismo de las transmutaciones. Sin embargo, se trata de un tema que la ciencia académica tiende a ignorar, probablemente debido a los costosos conflictos de intereses que podría generar la investigación en este campo. Basta pensar en el trabajo del físico Majorana y su alumno Pelizza, que recientemente ha salido a la luz y que ha encontrado una resistencia colosal por parte de las instituciones. Detrás de todo esto hay una verdad fundamental y triste: ninguna tecnología puede utilizarse en el ámbito civil si no se domina perfectamente primero en el ámbito bélico.[5]

---

[5] Véase el trabajo documental del periodista Di Stefano Rino (2022). *Il caso Majorana Pelizza: Raggio della morte, energia infinita, antimateria.* La investigación periodística de Rino Di Stefano. L'Aquila: One Group Edizioni.

Segunda parte:

Una tecnología revolucionaria

Los dispositivos orgónicos

Con este término agrupo básicamente todos los dispositivos que captan la energía orgónica según el principio básico de construcción desarrollado por Wilhelm Reich, basado en la unión en múltiples capas de materiales orgánicos, como la lana, el algodón o el poliéster, y materiales metálicos ferrosos. En este último caso se utiliza principalmente chapa de acero galvanizado y lana de acero.

Entraremos más en detalle en algunos aspectos constructivos cuando hablemos de los dispositivos individuales, pero siempre con el objetivo de ofrecer indicaciones relativas al objetivo fijado, que es utilizarlos con fines terapéuticos. Por lo tanto, no me extenderé en una verdadera guía de bricolaje sobre la construcción, porque sería salirse del tema. A este respecto, ya existen otras publicaciones, pero básicamente para la construcción de la cabina, la camilla y los proyectores orgónicos es necesario tener un mínimo de conocimientos de carpintería, mientras que, en lo que respecta a la faja y el cinturón, es necesario saber utilizar una máquina de coser robusta.

Aprovecho la ocasión para recordar que estos dispositivos son en realidad fáciles de construir. Más bien se requiere un conocimiento básico de medicina energética para poder entender cuándo y cómo utilizarlos, resultado que me propongo transmitir con este volumen.

Personalmente, no utilizo el término «acumuladores orgónicos», como se emplea a menudo en inglés para referirse a todos los dispositivos, porque los únicos que realmente acumulan energía orgónica son la cabina orgónica y la camilla orgónica. Y voy a explicar inmediatamente a qué me refiero. Dispositivos como la faja orgónica, el cinturón orgónico o el proyector orgónico no tienen un espacio cerrado en su interior en el que pueda aumentar la concentración de energía. Por lo tanto, lo que realmente hacen es captar la energía, concentrarla e irradiarla. Esto se hace constantemente, aunque es la proximidad a un organismo vivo lo que aumenta la captación y la transmisión de energía orgónica por la ley del potencial inverso que ya hemos visto anteriormente.

Esto nos lleva directamente a otra consideración. El hecho de que estos últimos dispositivos no tengan un espacio cerrado en su interior y, por lo tanto, no acumulen energía orgónica en su interior, impide que esta se altere en entornos energéticamente contaminados por campos electromagnéticos artificiales.

El Dorbuster Médico (en adelante, Dorbuster) merece un capítulo aparte. Aunque se clasifica como un dispositivo orgónico — pues se basa en la ley de Reich sobre la relación entre el agua y la energía orgónica —, su función es opuesta: en lugar de irradiar energía, la absorbe. Su uso es más específico, empleándose para movilizar estancamientos energéticos difíciles de tratar por otros medios. Si bien la irradiación convencional puede desplazar estos bloqueos, en ciertos casos la intervención del Dorbuster resulta imprescindible.

Diferentes dispositivos para diferentes usos

En cuanto a los dispositivos de irradiación, propongo una división en tres categorías:

1. Dispositivos de **irradiación sistémica** (integral), como la cabina y la camilla orgónica.
2. Dispositivos de **irradiación localizada**, tales como la faja, el cinturón o el proyector con embudo (*shooter*).
3. El **proyector orgónico para la irradiación de los canales de la MTC**.

Seguiremos este orden para entrar en más detalle sobre los distintos dispositivos, pero hay que tener en cuenta que, a menudo, es el uso combinado de los mismos el que proporciona los mejores resultados. Por lo tanto, aunque en los párrafos siguientes se recogen algunos testimonios, esto no significa que en los casos mencionados no sea posible aplicar otros protocolos con otros dispositivos. A título indicativo, y para aclarar un poco las cosas al lector inexperto, podemos decir que la irradiación sobre los canales de la medicina china es la opción que permite abordar una gama más amplia de problemas, ya que implica un trabajo minucioso de reequilibrio energético que se decide en función de la situación inicial. A esta opción se le puede añadir otro instrumento según la situación, o bien utilizar la irradiación sistémica o localizada con uno de los dispositivos disponibles, pero como veremos más adelante, en los casos más complejos y graves, es sin duda necesario utilizar la irradiación orgónica en los canales de la MTC. Obviamente, como ya se ha mencionado anteriormente, cada herramienta requiere un compromiso diferente por parte del paciente, que, como tal, deberá tener la paciencia necesaria para obtener los mejores resultados.

Breve nota sobre la ubicación y el mantenimiento de los dispositivos orgónicos

Escribo este párrafo fundamentalmente para reconciliar algunas divergencias de opinión, así como algunos temores surgidos tras la publicación del Manual del Acumulador Orgónico por James DeMeo. Este último fue un gran investigador de la física orgónica al que siempre estimé y con quien tuve el placer de mantener en ocasiones un fructífero intercambio epistolar. En su ensayo, el autor hace especial hincapié en la ubicación, en particular de la cabina orgónica, lejos de fuentes de excitación electromagnética como televisores, microondas, luces fluorescentes, así como líneas de alta tensión y centrales nucleares dentro de ciertas distancias. Desaconseja encarecidamente el uso del acumulador si el entorno no está energéticamente limpio. Personalmente, considero que estas recomendaciones son muy válidas si se quiere realizar una investigación rigurosa en el campo de la física orgónica. Sin embargo, la experiencia ha demostrado que, cuando se trata de tener un efecto beneficioso sobre la salud de una persona, estas recomendaciones siguen siendo válidas, pero no son imprescindibles. En otras palabras, si una persona puede beneficiarse de la radiación orgónica, lo hará incluso si el entorno no es exactamente una cabaña de madera en medio del bosque sin instalaciones eléctricas ni aparatos que emitan campos electromagnéticos. Sin duda, recomiendo un mantenimiento adecuado, especialmente en lo que respecta a la cabina orgónica, que es el único dispositivo que realmente acumula energía al tener un amplio espacio interior rodeado de gruesas paredes, lo que lo convierte en el único que potencialmente puede crear un estancamiento y el consiguiente deterioro de la energía vital.

Más adelante se indicarán las operaciones de mantenimiento necesarias para cada dispositivo.

Dispositivos para la irradiación sistémica

La cabina orgónica

Como hemos visto anteriormente, la cabina orgónica fue, cronológicamente hablando y con excepción de los paquetes biónicos, el primer dispositivo de captación y acumulación de energía orgónica desarrollado por Reich. También representa el único dispositivo orgónico con el que Reich llevó a cabo durante varios años investigaciones en el campo médico. Esto significa que cuando Reich descubrió los primeros efectos de la radiación orgónica en el cuerpo humano, se refería fundamentalmente al uso de la cabina orgónica, aunque posteriormente se combinó con el proyector orgónico (Orgone shooter).

Fue el propio Reich quien acuñó el acrónimo OR.AC, que significa Orgone Accumulator (acumulador de orgón), término ampliamente utilizado en la literatura publicada posteriormente.

Como ya se ha mencionado, en 1955 se promulgó en Estados Unidos una prohibición bastante severa que impidió el uso de este instrumento durante las décadas siguientes. Al mismo tiempo, en Italia, mi país de origen, en los años 50 se instalaron cabinas orgónicas incluso en algunos hospitales con fines de observación y experimentación como terapia complementaria alternativa. Lamentablemente, esta interesante iniciativa no tuvo continuidad y hoy en día los entornos hospitalarios, en particular algunos departamentos, son víctimas de la degradación energética debido a toda una serie de factores contaminantes que requerirían evaluaciones rigurosas, en caso de que se quisiera volver a proponerla.

La principal característica de la cabina orgónica, y lo que la distingue de otros dispositivos, es su gruesa estratificación. De hecho, el elemento constructivo más destacado de la cabina son sus gruesas paredes que, para un uso terapéutico, según mi experiencia, deberían contener al menos 5-6 capas dobles acumuladoras. El lector podrá encontrar en diversas publicaciones una referencia constructiva que habla de un máximo de 3 capas dobles. Sin embargo, hay que tener en cuenta al menos dos factores al respecto. El primero es que podríamos tener que utilizar la cabina orgónica en entornos con una menor carga energética debido al clima local general y actual, a la altitud, a la latitud, al entorno en sí, por lo que es necesario disponer de un dispositivo que pueda funcionar bien incluso en condiciones no óptimas; el segundo factor es la duración de la sesión. Nos interesa que el usuario de la cabina no pase más de 40-60 minutos en ella. Lo ideal sería poder reducir las sesiones a 20-30 minutos por cuestiones prácticas. Por eso destaco la importancia de una cabina con 5-6 capas.

Estamos hablando de capas compuestas por material orgánico (algodón, poliéster) con un grosor de al menos un centímetro, alternadas con lana de acero con un grosor de unos 5 mm, que se va reduciendo a medida que nos acercamos al exterior de la cabina. Personalmente, en el caso de 5 capas dobles, utilizo 3 capas de algodón y 2 de poliéster. El poliéster debe colocarse siempre más hacia el exterior, incluso en la construcción de la faja orgónica. Esto se debe a que es un material con una gran capacidad de acumulación de energía orgónica, diría que mayor incluso que los materiales de origen natural como la lana y el algodón. Se podría construir una cabina exclusivamente con poliéster, pero el algodón mitiga un poco la «aspereza» del poliéster a la hora de transmitir la energía orgónica. Este es un detalle muy importante en la construcción de la faja orgónica, en la que siempre incluyo poliéster, pero no en la parte más cercana al cuerpo del usuario. Es muy importante porque, como veremos más adelante, con la faja orgónica no hay que exagerar, ya que se trata de un instrumento que está en contacto directo con el cuerpo (aunque esté vestido) y, por lo tanto, una captación y transmisión excesivas podrían tener efectos indeseados en algunos casos.

Volviendo a la cabina y a los consejos de construcción que estoy dando, puedo mencionar una experiencia que tuve durante un día muy húmedo y brumoso en Cataluña, España, cuando organizamos una jornada completa de conocimiento y prueba de los dispositivos orgónicos. Vinieron más de veinte personas a probar la cabina y todas notaron un efecto en el cuerpo y tuvieron un aumento de la temperatura corporal. Reich ya mencionaba este hecho: si queremos saber si la radiación orgónica está teniendo un efecto en nuestro organismo, podemos medir la temperatura corporal antes de entrar en la cabina y antes de salir de ella. Lo mismo se puede hacer con la faja orgónica.

Sin embargo, a este respecto quiero mencionar otra experiencia realizada durante un día de invierno con once personas. Vinieron a probar una cabina orgónica que acababa de terminar de construir. Estaba situada en un garaje y la temperatura exterior era bastante baja, por lo que todas las personas probaron la cabina con abrigos de invierno. Medimos la temperatura corporal, como ya se ha dicho, antes de entrar y antes de salir. Todos notaron un aumento de la temperatura corporal de entre unas décimas y hasta 8 décimas, excepto una mujer. En su caso, la temperatura había bajado 4 décimas. Cuando nos dimos cuenta de esto, fue ella quien dijo que, en realidad, sentía que tenía fiebre y, de hecho, su temperatura inicial era un poco alta, cercana a los 37° C. Otra información que añado para los aficionados a la radiestesia es que, en ese momento, una de las personas presentes midió la energía del hígado de cada sujeto, antes de entrar en la cabina y después de salir de ella, con el biotensor en escala Bovis. En todos los casos, la medición dio como resultado un aumento de energía.

Esta experiencia contradice una de las indicaciones que solía aparecer en la literatura especializada, a saber, que los dispositivos orgónicos deben utilizarse con la menor cantidad de ropa posible. Podría ser recomendable, pero como acabáis de leer, no es una condición imprescindible para el uso de la radiación orgónica. Esto nos hace notar además un aspecto de la «inteligencia» de la energía vital que, en la mayoría de los casos, es capaz de ofrecer un efecto reparador independientemente de la situación inicial del sujeto.

Así pues, hemos definido el grosor ideal de las capas y el tipo de material recomendado. En cuanto a las dimensiones internas de la cabina, para personas de estatura media, estas pueden ser las siguientes:

Altura: 150 cm

Ancho: 80 cm

Profundidad: 60 cm

Con estas medidas, la mayoría de los seres humanos puede utilizar la cabina. Obviamente, se puede jugar con la altura del taburete en el que se sienta, pero las personas que miden más de 1,90 metros probablemente tendrán que encoger un poco las piernas con estas medidas. Por lo tanto, si está diseñando una cabina orgónica que se utilizará en una consulta para posibles clientes, es mejor pecar por exceso. De hecho, cuando se utiliza, la recomendación general que doy es colocarse con la espalda a 2-3 cm de la pared trasera. El resto del cuerpo se encontrará a distancias variables, pero esto es irrelevante, ya que en la espalda tenemos canales energéticos muy importantes que, a su vez, están conectados con los canales más profundos que circulan por el resto del organismo, por lo que la espalda representa una buena puerta de entrada. El aumento de la carga orgónica general presente dentro de la cabina hará que la energía sea absorbida y distribuida por todo el cuerpo y, sobre todo, allí donde más se necesita. A este respecto, durante otra jornada organizada en la provincia de Salerno, Italia, para la inauguración de una cabina comprada colectivamente por un grupo de interesados, se dio el caso de un joven que en solo 10 minutos (que era el tiempo que dejábamos a cada uno para probarla, midiendo también en ese caso la temperatura inicial y final) sintió una fuerte sensación en la mandíbula, donde había sufrido un traumatismo unos años antes como consecuencia de un accidente de moto. Obviamente, la mandíbula en cuestión estaba bastante lejos de las paredes internas de la cabina; sin embargo, esto nos confirma que incluso en solo 10 minutos puede haber notables infiltraciones energéticas.

Además, lo que se puede hacer para aumentar las radiaciones en zonas concretas del cuerpo es utilizar una faja orgónica o un proyector orgónico (shooter) con una punta en forma de embudo, utilizando un dispositivo similar al empleado por Reich. A su debido tiempo daré indicaciones sobre la construcción y el uso de este tipo de proyector orgónico.

Precauciones en el uso de la cabina orgónica

Como se ha mencionado anteriormente, la cabina orgónica y la camilla son los únicos acumuladores orgónicos auténticos, por lo que se recomienda encarecidamente, sobre todo cuando la cabina orgónica se encuentra en apartamentos de grandes núcleos urbanos donde abundan las frecuencias electromagnéticas artificiales, pasarle un paño húmedo antes de cada uso, incluso entre un cliente y otro cuando la utilizan varias personas sucesivamente. El efecto es notable y el gesto realmente sencillo, ya que solo requiere unos segundos.

En cualquier caso, mi recomendación es dejar la puerta de la cabina abierta cuando no se utilice para evitar, precisamente, la acumulación que, en presencia de una contaminación electromagnética considerable, puede provocar el desarrollo de energía estancada.

En este sentido, yo también he tenido un par de experiencias desagradables con cabinas mal gestionadas. Una de ellas fue durante un congreso de orgonomía, cuando se puso a disposición del público una cabina orgónica cuyo tipo de estratificación desconocía. Estábamos en el sótano de un gran hotel que no tenía mucha ventilación. El espacio estaba lleno de gente con sus teléfonos móviles y conexiones wifi. Probablemente por eso, cuando entré en ella durante unos minutos, solo noté una desagradable sensación de presión en la cabeza, y los comentarios de otras personas tampoco fueron muy entusiastas. Aprovecho la ocasión para subrayar que los instrumentos orgónicos y, en particular, la cabina orgónica no son atracciones de circo y que, con mayor razón en ocasiones como estas, es aún más recomendable un uso adecuado con el fin de transmitir un conocimiento importante sobre un instrumento que puede mejorar mucho la salud de las personas. Además, en estas circunstancias es importante medir al menos la temperatura corporal, ya que puede haber un gran número de personas que en solo 10 minutos no noten nada especial, por lo que mostrar que la temperatura ha aumentado puede proporcionar la prueba de un posible efecto.

En otra circunstancia, un acumulador orgónico original se conservaba con valor histórico y demostrativo en el interior del apartamento que servía de sede a una escuela de terapia reichiana. Durante una visita a esa escuela, noté que el aire de la habitación era bastante opresivo. Esa cabina se utilizaba muy raramente, no se limpiaba como se indicaba, el apartamento estaba equipado con luces de neón y se detectaba la presencia de más de cincuenta redes wifi en funcionamiento. No bastaba con abrir las ventanas para renovar el aire, porque en cuanto se cerraban se reproducía la misma sensación de opresión. Hablé con el director de la escuela y, comprendiendo mis razones, trasladaron la cabina al balcón. Añado estas anécdotas para que se entienda que la cabina orgónica es un instrumento que, en determinadas condiciones no precisamente ideales, necesita ciertos cuidados y no puede abandonarse a su suerte, a merced de las diversas contaminaciones electromagnéticas que, repito, abundan en las grandes ciudades.

Otra recomendación que suelo señalar, incluso por escrito, en las paredes exteriores de las cabinas que construyo, es dejar un espacio de al menos 10 centímetros alrededor de la cabina. Por desgracia, he visto cabinas orgónicas apiladas en habitaciones muy pequeñas o trasteros donde se abandonaban a su suerte sin un mínimo de ventilación, y esto siempre en apartamentos urbanos. ¡Uno de los peores destinos que puede tener una cabina orgónica! No me extraña que luego no se detecten efectos positivos con su uso.

Uso y difusión de la cabina orgónica

Como se ha mencionado anteriormente con la cabina orgónica, también con la camilla orgónica nos beneficiamos de una irradiación sistémica de todo el organismo. Con la experiencia y, sobre todo, con el desarrollo de la irradiación orgónica en los canales de la medicina china, he llegado a la conclusión de que, con el fin de aconsejar la mejor inversión a un posible comprador de dispositivos orgónicos, solo recomendaría la cabina en casos de gran debilidad orgánica. Esto se debe a que, evidentemente, tanto la cabina como la camilla son los dispositivos más costosos. Desde una perspectiva estrictamente financiera, no recomendaría empezar directamente con una cabina orgónica. Dado que en la mayoría de los casos una faja es suficiente para obtener beneficios, resulta la opción más lógica para quienes se inician en esta práctica.

Esto se debe también al hecho de que la faja orgónica es más fácil de usar y, en la era actual del «no puedo estar sin hacer nada», se puede utilizar incluso mientras se hacen otras cosas. La cabina requiere una dedicación más específica, aunque muchos me preguntan si pueden leer o incluso usar el móvil dentro de la cabina. Si pasamos al proyector orgónico para irradiar los canales de la MTC, obviamente hay que dedicarle tiempo sin poder hacer nada más. Por lo tanto, también es importante comprender cuán motivado está el sujeto y si es capaz de dedicar tiempo a su propia curación.

Dicho esto, sin duda es positivo, aunque solo sea para un uso preventivo de 15-20 minutos al día, disponer de una cabina orgónica para una irradiación sistémica. Y hablando de prevención, es importante comprender una secuencia fundamental en el deterioro de la salud, y es que, por lo general, primero se produce un deterioro a nivel energético y luego en la estructura. Esto significa que cuando nuestro cuerpo nos da una señal muy evidente, un trastorno físico concreto, es muy probable que el cambio energético ya se estuviera produciendo desde hacía tiempo. Normalmente se necesitan meses o años para que se desarrolle una enfermedad grave. No voy a entrar ahora en el motivo por el que a menudo no nos damos cuenta de nuestros cambios energéticos, pero hay que tener en cuenta que muchas veces tampoco nos damos cuenta de los cambios estructurales, por lo que quizá nos sorprenda el resultado de una ecografía que pone de manifiesto una neoplasia de 12 centímetros (¡12!) cerca de un riñón. Por lo tanto, la prevención equivale a empezar realmente a escucharse a uno mismo de forma más profunda y, tal vez, a recibir asesoramiento al respecto. Hoy en día existen varias posibilidades para detectar tendencias energéticas patógenas, sin tener en cuenta que la medicina tradicional china cuenta con técnicas muy precisas para realizar este tipo de detecciones, como la palpación del pulso, a través de la cual se puede evaluar el estado energético general y detallado de los distintos órganos de un paciente. El propio Reich desarrolló un análisis de sangre que permite diagnosticar con mucha antelación una disminución del nivel de energía a nivel celular. Y conozco a personas que han mejorado estas situaciones de deterioro energético simplemente utilizando una cabina orgónica.

Pero volveremos sobre esto en la cuarta parte de este libro, dedicada a todas las posibilidades existentes para mantener nuestro organismo, nuestro vehículo en este plano de la existencia, en óptimas condiciones, generando sobre todo las mejores condiciones de desarrollo para las generaciones futuras.

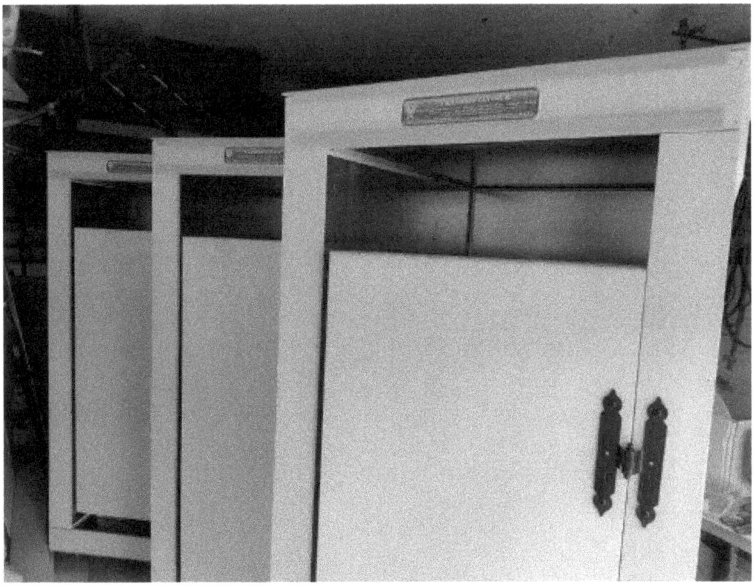

Fig. 2: Tres cabinas orgónicas recién terminadas: interiores de metal y acabados en madera natural.

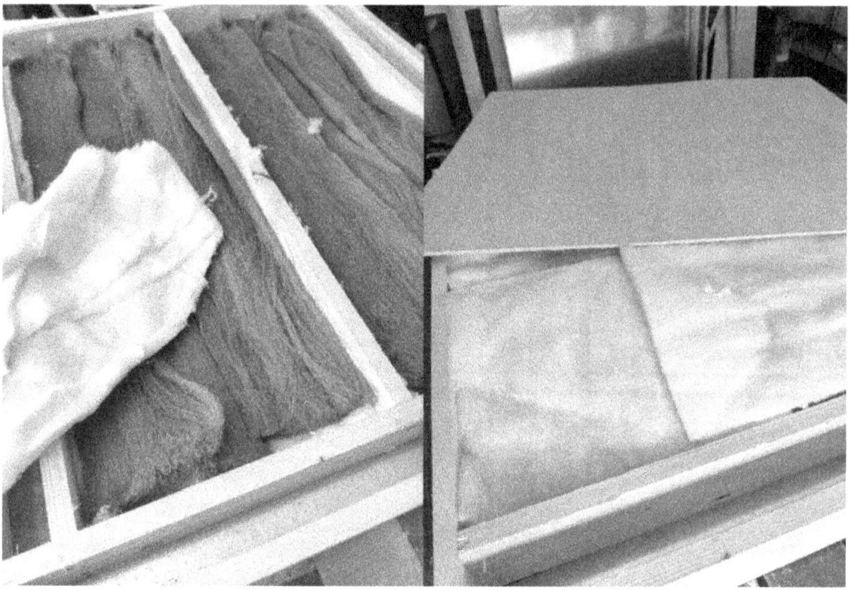

Fig. 3: Detalles constructivos. Entre los materiales utilizados se encuentran lana de acero y algodón hidrófilo debidamente colocados dentro de un marco de madera.

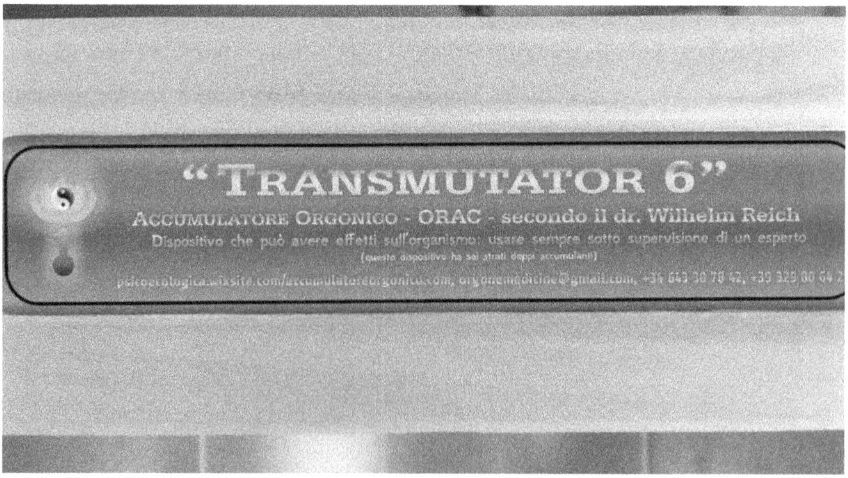

Fig. 4: Detalle de la identificación del modelo. El nombre «Transmutator» evoca el apoyo a las transmutaciones biológicas orgánicas, mientras que el número «6» especifica la estructura de seis capas dobles acumuladoras para una eficacia energética óptima.

En cuanto a la difusión de la cabina orgónica, una de las primeras personas que me pidió una cabina orgónica en España, en aquel entonces director de una gran asociación que aún se dedica a las terapias alternativas, después de documentarse sobre Reich y sus descubrimientos, desarrolló la idea de poner a disposición cabinas orgónicas en todo el territorio del país. Sinceramente, aunque la idea pueda parecer ambiciosa a primera vista, hay que tener en cuenta algunos factores. En primer lugar, no todo el mundo puede permitirse económicamente una cabina orgónica, y en mi consulta habría sido muy útil disponer de ellas a un coste reducido para un buen porcentaje de pacientes. El otro aspecto importante es que los dispositivos orgónicos no requieren conocimientos técnicos profundos para su uso o mantenimiento, lo que potencialmente los hace más fáciles de difundir entre el público en general en comparación con otros equipos, quizás incluso más caros, que requieren conocimientos mucho más precisos para su uso.

Aunque no tengo noticias sobre su uso actual, me gustaría mencionar que en el pasado se instalaron cabinas orgónicas incluso en hospitales públicos y que existían clínicas privadas que las utilizaban ampliamente para el tratamiento de sus pacientes.

En resumen, se dan todas las condiciones para esperar una mayor difusión de este instrumento, quizá proponiendo un uso más colectivo, ya que una sola cabina orgónica puede servir perfectamente a varias personas a lo largo del día y, una vez instalada, los costes de funcionamiento y mantenimiento son prácticamente nulos. Pero quizá este sea el mayor obstáculo para su mayor difusión: ¡la falta de un posible beneficio interesante!

La camilla orgónica

El otro instrumento que nos permite recibir una irradiación sistémica en todo el organismo es la camilla orgónica, un instrumento que he desarrollado personalmente para resolver una cuestión que, en mi opinión, es muy importante. Como mencionaba antes, el uso de la irradiación sistémica es recomendable en aquellos casos de fuerte debilidad sistémica. Por esta razón, sin duda resulta mucho más cómodo poder recibir una sesión de irradiación orgónica estando tumbado. Imaginemos tener que hacer sesiones de 40-60 minutos dentro de la cabina orgónica con problemas físicos nada desdeñables. Sin duda, preferiríamos estar tumbados.

Además, la posición horizontal, desde el punto de vista energético, es la que permite recibir mejor la energía curativa.

He experimentado personalmente el uso diario de la camilla orgónica durante 20-30 minutos a primera hora de la tarde durante un periodo de varias semanas, y sin duda he notado un aumento del nivel de energía. Además, dentro de la camilla orgónica solo necesitaba unos minutos para relajarme profundamente y quedarme dormido.

En cuanto a los detalles de construcción relativos a la estratificación interna, son prácticamente los mismos que los de la cabina orgónica para todas las paredes de la camilla y para la base sobre la que se acuesta el sujeto. Obviamente, cambia el tipo de apertura, como se puede ver en las fotos siguientes.

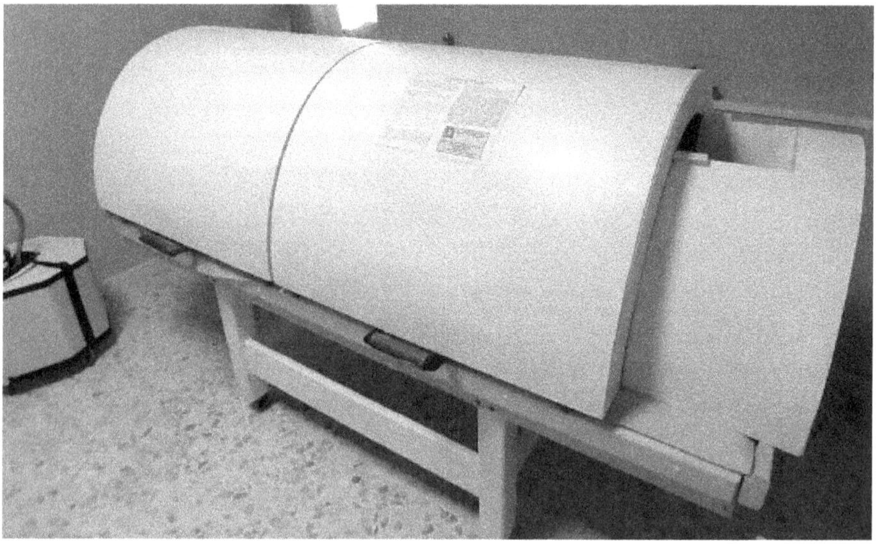

Fig. 5: Camilla orgónica cerrada.

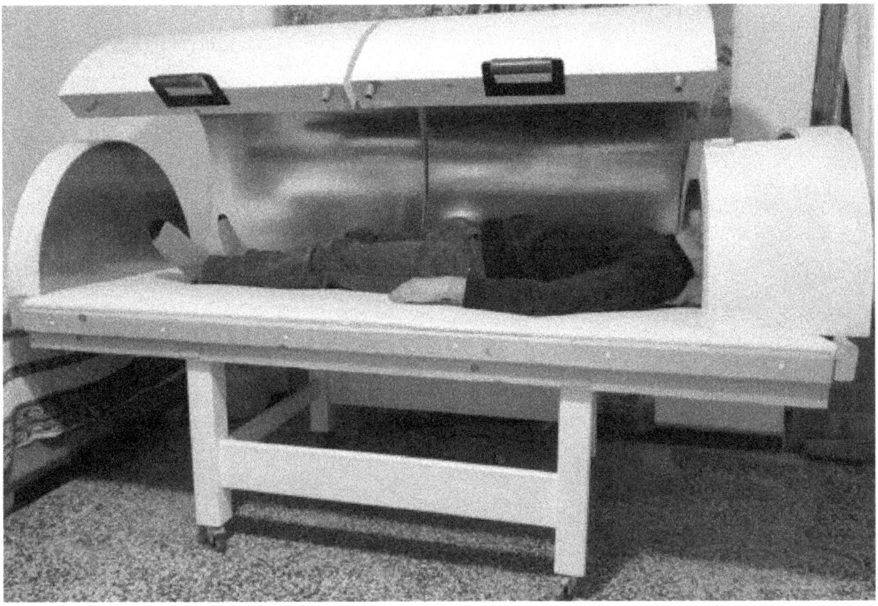

Fig. 6: Camilla orgónica abierta para permitir que el paciente se tumbe.

Dispositivos para la irradiación localizada

La faja orgónica

Este dispositivo orgónico fue inventado originalmente por la hija de W. Reich, Eva. Presenta la misma estratificación que se puede realizar con diferentes materiales. Personalmente, he llegado a una medida ideal de aproximadamente 150 x 50 cm. Antes lo llamaba manta orgónica, pero cambié el nombre porque algunas personas imaginaban una manta para usar en la cama. Aprovecho la ocasión para aclarar un aspecto muy importante. En el pasado, intentamos hacer mantas orgónicas más grandes, pero los resultados no fueron tan positivos. De hecho, hay que tener en cuenta que, a diferencia de la cabina o la camilla orgónica, en las que hay una distancia mínima entre la pared interna y el cuerpo de la persona, en el caso de la faja (o del cinturón) hay un contacto directo, incluso si se lleva ropa. Esto hace que sea energéticamente incómodo llevar fajas orgónicas de tres capas dobles de un tamaño tal que cubran todo el cuerpo. Como ya he mencionado, no hay que centrarse en la cantidad, sino en la calidad y la concentración de la energía orgónica en zonas más reducidas.

Las medidas indicadas permiten envolver fácilmente la faja alrededor del abdomen, incluso para una mujer embarazada o una persona bastante corpulenta. Al mismo tiempo, se puede envolver fácilmente alrededor de un miembro, se puede colocar sobre los hombros, a lo largo del cuerpo, tanto por delante como por detrás.

En cuanto a los materiales, hay sin duda una gran variedad de posibilidades, pero personalmente he encontrado una combinación que con el tiempo ha dado los mejores resultados. Se trata de utilizar tejidos de algodón en la parte más interna y tejidos de poliéster en la parte más externa, de grosor creciente e intercalados con lana de acero de grosor decreciente.

Las diferentes posibilidades de la faja orgónica

Al ser un instrumento más accesible para todos, tanto en términos económicos como de practicidad de uso, obviamente hay una mayor difusión y esto me ha permitido recopilar muchos más testimonios y definir mejor los campos y las modalidades de uso que ahora me gustaría detallar a continuación. Aunque no se mencione en los párrafos siguientes, invito a tener siempre en cuenta lo expuesto en el capítulo sobre los efectos de la radiación orgónica en el organismo humano.

Comencemos por los usos más genéricos para luego adentrarnos en casos más específicos.

Personas mayores de 50 años

Obviamente, este 50 es solo un número indicativo para referirse a un momento de la vida en el que tal vez se pueda empezar a notar una disminución del rendimiento físico o una disminución del nivel de energía. Es significativo que en los textos antiguos de medicina china se indiquen prácticas útiles para preservar la energía. Puede parecer algo obvio, el hecho de cuidarse a uno mismo, pero no lo es. Con demasiada frecuencia empezamos a fallar y tratamos de fingir que no pasa nada o de atribuirlo todo a la edad. Algunas personas tienen una mayor predisposición a comprender lo que necesita su organismo, mientras que otras tienen más dificultades y se entregan a prácticas que, a la larga, empiezan a crear problemas cada vez más molestos.

Además, sabemos que nuestro organismo está compuesto principalmente por agua y que, con el tiempo, esta agua tiende a reducirse. Reich nos ha enseñado la fuerte afinidad que existe entre el agua y la energía, por lo que podemos afirmar con seguridad que la pérdida de líquidos corporales está muy probablemente relacionada con la disminución gradual de la energía vital. Por eso podemos añadir el uso de la faja orgónica como práctica diaria para preservar los líquidos y la energía. En este sentido, basta con usarla entre media hora y una hora al día, preferiblemente envolviendo el tronco para cubrir prácticamente todos los órganos o, alternativamente, colocando la faja, incluso doblada por la mitad, sobre la espalda, donde tenemos canales energéticos que, si se alimentan correctamente, redistribuyen la energía a todos los órganos y zonas del organismo, como ya se ha mencionado al hablar de la cabina orgónica.

Problemas articulares

Las articulaciones del ser humano sufren inexorablemente. A partir de los hallazgos arqueológicos, podemos observar que los problemas articulares también estaban presentes en la antigüedad. Hoy sabemos que la mayoría de estos problemas tiene un origen psicosomático. Podemos deducirlo fácilmente observando a dos personas que realizan el mismo tipo de actividad física. Es fácil que, en igualdad de condiciones, una persona desarrolle ciertos problemas y la otra no.

Nuestras articulaciones están hechas para permitirnos movernos por el mundo, sacar nuestra expresividad, nuestro movimiento, que tiene un potencial muy alto si pensamos en la danza, la acrobacia u otras prácticas artísticas que hacen un amplio uso del cuerpo. Todo este potencial se reprime a menudo en favor de una vida sedentaria, de una actividad repetitiva que aburre nuestras células y hace que nuestra creatividad se oxide, de posturas antinaturales para manejar máquinas o pasar horas y horas en un escritorio, cuando nuestro cuerpo querría moverse libremente.

Todo esto no hace más que negar la propia articulación, que tarde o temprano comenzará a quejarse. También el conjunto de tensiones musculares crónicas, las que constituyen la llamada coraza neuromuscular, uno de los descubrimientos fundamentales del trabajo de W. Reich, perjudican nuestras articulaciones. Un músculo tenso puede causar un daño considerable a otros tejidos de la articulación, como los tendones y los huesos. Una tensión crónica en el diafragma puede ejercer presión sobre la caja torácica y la columna vertebral, comprometiendo a la larga su flexibilidad. La medicina china nos enseña que nuestra espalda es el panel de control principal de todo nuestro organismo, así como de nuestra gestión emocional. Los resultados de diversas investigaciones relacionan cada vértebra con una situación emocional. Y cuando nuestras emociones (del latín *emovere*: mover hacia el exterior) no se procesan y expresan suficientemente, esa energía no florecida se refleja en nuestro cuerpo a nivel nervioso y muscular, creando una memoria perjudicial a largo plazo.

Así, por poner un ejemplo sencillo, los brazos con un deseo insatisfecho de abrazar comenzarán a doler a la altura del hombro o del codo. Y las piernas con un deseo reprimido de caminar comenzarán a dar problemas a la altura de la rodilla. Repito, son solo ejemplos simplificados, la realidad puede ser mucho más compleja y, sobre todo, no basta con remontarse al episodio traumático original de un dolor articular para hacerlo desaparecer. De hecho, es necesario desarrollar una percepción interna que disuelva el bloqueo energético. Esto se debe a que todas nuestras articulaciones son espacios vacíos de almacenamiento de energía. Representan espacios curvos donde la energía genera sus vórtices para recuperar vigor y purificarse con el fin de poder seguir su curso con energía renovada. Un poco como los meandros en el lecho de un río, donde el agua crea vórtices adecuados para crear y preservar sus riberas. Cuando creamos rigidez, como diques artificiales de hormigón en el lecho de un río, lo único que hacemos es impedir este proceso energético de regeneración. Pero en la mayoría de los casos estas rigideces son inconscientes, se remontan a épocas de nuestro desarrollo infantil de las que no tenemos memoria. Son mecanismos de adaptación que hemos desarrollado y que se han convertido en egosintónicos, por lo que es muy difícil superarlos sin una guía externa.

Estas rigideces suelen crear lo que podríamos llamar una deshidratación energética de la articulación. Al faltar o no fluir bien la energía, la articulación carece de la lubricación y de los nutrientes necesarios. Esto empieza a crear fricción y la articulación cruje o duele. Otra situación posible es un estancamiento de energía. De hecho, antes decía que las articulaciones son espacios vacíos en los que la energía se toma su tiempo y crea sus vórtices para continuar su curso regenerada. Cuando esto no ocurre, se puede crear fácilmente un estancamiento que también provoca dolor o incluso hinchazón y edemas con estancamiento de líquidos. Véase al respecto el capítulo sobre el DOR.

Obviamente, una deficiencia energética también puede empezar a afectar a otros componentes de la articulación, en particular a los tendones, que comienzan a desgastarse, y a los huesos, que empiezan a deteriorarse y deformarse.

Por eso, volviendo a nuestra faja orgónica, puede ser de gran ayuda en la mayoría de los casos de problemas articulares. Esto se debe, en primer lugar, a que ayuda a restablecer el flujo energético y, en segundo lugar, a que, como hemos visto en el capítulo sobre los efectos de la radiación orgónica en el organismo humano, favorece la regeneración de los tejidos. Por lo tanto, a nivel articular, contribuirá notablemente a la restauración de los cartílagos, los tendones o los huesos.

En los casos de articulaciones doloridas, podemos hacer un amplio uso de la faja orgónica, envolviéndola alrededor de la articulación en cuestión (como en el caso de un codo o una rodilla), incluso dando varias vueltas para aumentar su efecto. Es aconsejable dejarla puesta toda la noche, ya que durante el sueño las articulaciones generalmente descansan, se relajan y recuperan sus espacios vacíos. Si se trata de tendones desgastados, obviamente no deben estar sometidos a tensión durante la noche, para que haya más posibilidades de recuperación.

A veces, la irradiación orgónica en estos casos aumenta el dolor o puede provocar una sensación de ardor o picor. No se preocupe, porque son señales de que la articulación se está curando.

En cuanto a la posible formación de protuberancias en los discos intervertebrales, también es posible la curación irradiando abundantemente la zona en cuestión con una faja orgónica.

A veces, la irradiación orgónica en estos casos aumenta el dolor o puede provocar una sensación de ardor o picor. No se preocupe, porque son señales de que la articulación se está curando.

En mi práctica también combino la irradiación orgónica en los canales energéticos, porque gracias a la MTC conocemos los tendones y músculos y sabemos cómo irrigarlos con energía para favorecer la recuperación de los tejidos y la funcionalidad articular. En los casos más graves es imprescindible realizar esta combinación: me refiero a aquellas situaciones en las que la articulación ya está muy desgastada. Volveremos a hablar de los problemas articulares cuando hablemos del uso del proyector orgónico para la irradiación de los canales energéticos.

Antes de terminar, quiero precisar que incluso en los casos de artrosis se pueden obtener mejoras si se aplica la debida paciencia y constancia en el uso de la faja orgónica. Los únicos casos en los que es difícil reducir el dolor son aquellos en los que hay osteofitos, es decir, pequeñas formaciones óseas que pueden interferir en la funcionalidad articular o incluso llegar a tocar los nervios cercanos. En estos casos, la irradiación orgónica puede hacer muy poco. Pero en aquellos casos en los que se recomienda una operación, no descuide el uso de la faja orgónica inmediatamente después por sus beneficios, de los que hablaremos en breve en el apartado *Convalecencias postoperatorias*.

Problemas digestivos

A lo largo de los años, he recibido numerosos testimonios de problemas digestivos que han mejorado con el uso regular de la faja orgónica. Esta se puede utilizar directamente después de las comidas, especialmente cuando el estómago está inflamado. Su uso prolongado en el tiempo también ha demostrado la posibilidad de curar úlceras estomacales. En cuanto a las dificultades intestinales, que pueden ser de diversa índole, hay que recordar lo ya mencionado anteriormente sobre la estimulación del sistema parasimpático y, por lo tanto, en concreto, de la peristalsis intestinal. En general, además, siempre hay que tener en cuenta que el proceso digestivo requiere una cantidad considerable de energía. De hecho, y esto se nota sobre todo en los niños, cuando tenemos períodos de bajada de energía perdemos el apetito o la digestión se vuelve más pesada y lenta.

En cuanto a la disbiosis intestinal o una flora intestinal deficiente, resulta muy útil la irradiación en determinados puntos de la MTC, pero hablaremos de ello más adelante.

Inflamación de los órganos genitales

Por lo general, el uso de la faja orgónica es suficiente para tratar la cistitis o la prostatitis agudas. Sin embargo, cuando estas tienden a repetirse o a cronificarse, es evidente que hay que actuar de forma más específica y llegar a la raíz del problema actuando sobre los canales de la MTC. En una entrevista, Eva Reich dijo una vez que la inflamación representa el intento del organismo de atraer energía a la zona. Lo dijo para explicar por qué la irradiación orgónica da excelentes resultados en este sentido. Esto también es válido para las infecciones, ya que la irradiación orgónica refuerza nuestro sistema de defensa.

Problemas menstruales

Muchas mujeres me han dado testimonio de la eficacia de la radiación orgónica en casos de dismenorrea. Generalmente, según la visión de la MTC, los problemas menstruales de cualquier naturaleza se remontan a dos causas principales: la primera es una falta de energía y la otra es un estancamiento de energía. El resultado es siempre la dificultad en el movimiento de la sangre menstrual. También en este caso, las situaciones más complejas pueden tratarse eficazmente con la irradiación sobre los canales de la MTC.

Lamentablemente, la dismenorrea es un problema que a menudo se subestima a nivel social y cultural, al igual que, en general, se niega a las mujeres en edad fértil el derecho a vivir el ciclo menstrual respetando los ritmos de su propio cuerpo. La faja orgónica puede ser de ayuda, pero lo que realmente espero es un cambio radical en la forma en que toda la humanidad percibe y valora este aspecto fundamental de la vida de cada mujer.

Convalecencias postoperatorias

Nunca me cansaré de decir que toda intervención quirúrgica representa una intervención en el campo energético de la persona. Un corte en los tejidos, independientemente de su profundidad, representa un corte en nuestro cuerpo energético con la consiguiente interrupción o interferencia en el flujo de energía. Esta es una de las principales causas de todos los efectos indeseados postoperatorios, desde infecciones hasta dolores de todo tipo y dificultades para la recuperación de los tejidos dañados por las incisiones quirúrgicas. Aunque la cirugía ha evolucionado mucho, he tratado personalmente numerosos casos de problemas similares, pero sin duda es mucho más fácil utilizar una faja orgónica inmediatamente después de la operación. Esto se debe a que el campo energético que sustenta todo proceso de curación puede restablecerse fácilmente cuanto antes se alimente después de un traumatismo. Hablaremos más detenidamente de esto en el siguiente apartado sobre primeros auxilios. He encontrado problemas energéticos muy graves, especialmente en aquellos casos en los que se han realizado dos o más operaciones en el mismo lugar en un breve periodo de tiempo. Probablemente esto ocurra con más frecuencia de lo que se piensa, ya que un cirujano celoso tiende a volver sobre sus pasos cuando cree que es necesario intervenir de nuevo para resolver algún problema. Una doble operación en la misma parte del cuerpo en pocas semanas puede causar un daño permanente al campo energético, con la consiguiente posibilidad de crear lo que se denomina un agujero en el aura de la persona. Un agujero en el campo energético significa que en ese punto la persona pierde energía constantemente, lo que provoca una disfunción de los órganos afectados o una sensación de falta de energía.

Probablemente, al leer estas líneas, le vendrán a la mente situaciones conocidas que reflejan esta dinámica.

A este respecto, me gustaría compartir con ustedes dos anécdotas. Una mujer que asistió a una de mis conferencias decidió venir a hacerse unos tratamientos porque ya había notado cierto beneficio durante la breve prueba de la faja orgónica durante mi exposición. Tres años antes se había sometido a una intervención quirúrgica por un bloqueo intestinal, con la consiguiente extirpación de una parte del intestino. Debido a algunas complicaciones, se le volvió a operar un par de semanas después de la primera intervención. Sin embargo, tres años después, su intestino delgado no funcionaba bien, lo que le provocaba una defecación blanda constante, ya que su intestino no absorbía bien los líquidos ni los nutrientes. Los médicos no supieron ayudarla y, a la larga, esto le provocó graves carencias de minerales. Se trata de una situación difícil de tratar que se podría haber evitado simplemente utilizando la faja orgónica inmediatamente después de la primera operación. En el mejor de los casos, probablemente ni siquiera habría sido necesaria la segunda intervención, ya que la radiación orgónica actúa como catalizador en la restauración de las funciones, además de los tejidos dañados.

La segunda historia se refiere a un niño de 7 años que accidentalmente metió el dedo en un engranaje. La primera falange de su dedo índice quedó completamente triturada. En urgencias, un cirujano realizó una intervención de microcirugía de forma impecable. La falange quedó perfectamente reconstruida. Sin embargo, el mismo cirujano tuvo la desafortunada idea de recomendar la consulta de otro cirujano que, en su opinión, podía mejorar aún más la situación. En el otro hospital, el equipo médico optó por realizar una segunda intervención e insertar una aguja dentro del hueso para evitar, en su opinión, un crecimiento irregular del hueso. Y así lo hicieron, enviando a la familia a casa con una cita 40 días después para retirar el vendaje y el alfiler. Afortunadamente, el niño utilizó constantemente todos los días una pequeña venda orgónica hecha a medida, porque cuando le quitaron el vendaje se dieron cuenta de que el alfiler se había salido. Esto podría haber causado una infección e incluso necrosis. Sin embargo, no se produjo ninguna infección y la uña del dedo no se desprendió, como habían previsto con certeza los médicos, sino que se volvió a soldar. Sin embargo, la segunda operación había arruinado la perfecta reconstrucción realizada en la primera intervención y el dedo quedó muy deformado tras la segunda. Un ejemplo de cómo el celo de ciertos médicos puede causar muchos más daños que beneficios. Además, hay que tener en cuenta otro factor en casos como este. Después de la primera intervención pasaron varias semanas durante las cuales, obviamente, el dedo estuvo inmovilizado. La segunda intervención provocó una prolongación adicional de esta inmovilidad durante un total de más de dos meses. Cuando se inmoviliza una articulación, siempre existe el riesgo de que se cree energía estancada, por no hablar del peligro de anquilosis. Por eso insisto en la importancia de utilizar una simple faja orgónica: puede acelerar los procesos de curación, mantener un buen flujo energético, prevenir efectos postoperatorios indeseados y, aspecto que no debe subestimarse, ofrecer la posibilidad de retirar antes los vendajes o yesos para recuperar más rápidamente la movilidad de la extremidad. Después de todo, cuanto más tiempo permanece inmóvil una articulación, mayor es el riesgo de acumular energía estancada.

A este respecto, es interesante lo que Kavouras señala en su libro sobre las intervenciones del túnel carpiano. El problema central de esta patología reside en el estrechamiento del canal por el que discurren los tendones flexores. Esta condición provoca un estrangulamiento en el paso de la energía; si se cronifica, o empeora como consecuencia de la propia intervención quirúrgica, puede degenerar en un bloqueo energético (DOR). En estos casos, resulta muy eficaz el uso del Dorbuster médico para eliminar esa «masa» negativa: solo la eliminación activa de esta barrera permite al cuerpo restablecer los procesos naturales de autocuración obstaculizados por el DOR (Kavouras, 2005).

Incluso después de intervenciones quirúrgicas para extirpar tumores, la irradiación orgónica (una faja ya puede ser muy eficaz, aunque en casos de tumor se recomienda encarecidamente el uso de la cabina) ha dado buenos resultados en la prevención de la reaparición del tumor. A este respecto, remito al capítulo sobre el tratamiento del cáncer con dispositivos orgónicos, donde se recogen algunos casos tratados por el propio Kavouras (2005).

Antes de cerrar este párrafo, me gustaría añadir a la lista de situaciones postoperatorias también las dentales. El uso de una faja orgónica doblada en tres o cuatro partes o el uso de un cojín orgónico de seis capas dobles puede ser muy útil después de una intervención dental, tanto para reducir el dolor, evitando quizás tomar analgésicos, como para acelerar el proceso de curación, sea cual sea.

Primeros auxilios

La irradiación orgónica, y en particular el uso de la faja orgónica por su practicidad, es la mejor herramienta en todas las situaciones de emergencia. Y nunca me cansaré de decirlo: en todas las situaciones.

De hecho, tanto si hemos tenido un accidente, una herida, una hemorragia, una quemadura, etc., aplicar inmediatamente la irradiación orgónica aporta notables beneficios. Esto se debe a que, en cada una de estas situaciones, nuestro campo energético está en estado de shock, presentando una fuerte contracción, una interrupción en el flujo de energía o un verdadero daño energético que está comprometiendo el funcionamiento y ralentizando el proceso de reparación. Obviamente, en estas situaciones, lo primero es garantizar siempre la máxima higiene y, si hay, detener cualquier pérdida de sangre. Vendar si es necesario y luego aplicar la faja orgónica. Si la situación lo requiere, es necesario garantizar la intervención del personal médico adecuado.

Los beneficios son notables incluso si simplemente nos hemos caído y nos hemos golpeado en cualquier parte del cuerpo o nos hemos torcido algo. Pero son insustituibles en algunos casos particulares, como una hemorragia o una quemadura. En cuanto a la primera, son bien conocidas las capacidades de la radiación orgónica para contribuir notablemente a detener las hemorragias, incluso las internas, ya que la energía orgónica penetra profundamente en el organismo, como ya hemos visto.

En el caso de las quemaduras, puedo confirmar sin duda que no hay nada mejor que la radiación orgónica en cuanto a la posibilidad de recuperación de los tejidos dañados. Esta consideración proviene de numerosos testimonios y, sin duda, me uno a la afirmación de Kavouras cuando dice que no utilizar la radiación orgónica en quemaduras importantes es una grave negligencia médica. Sobre todo sabiendo que no es necesario el contacto, es decir, que se podría utilizar simplemente una camilla orgónica para tratar a pacientes con quemaduras en grandes partes del cuerpo. Esto prevendría infecciones y aceleraría el proceso de curación con una supremacía sorprendente en comparación con cualquier otro método utilizado hoy en día en las estructuras médicas. La esperanza es que pronto se introduzca la energía orgónica en los protocolos de primeros auxilios. Sería deseable que todas las ambulancias o helicópteros medicalizados estuvieran equipados con un par de fajas orgónicas, ya que se podrían salvar muchas más vidas conservando la energía de las personas involucradas en accidentes graves.

En mi vida, con la energía orgónica, obviamente ha habido varias situaciones en las que he utilizado la faja orgónica para heridas, quemaduras u otros tipos de situaciones, pero aquí relato un episodio que incluso a mí me sorprendió por su rapidez y eficacia.

Mi hijo, que entonces tenía 7 años, se cayó de un árbol y se rompió el cúbito y el radio a pocos centímetros de la muñeca. Lo cogí en brazos sujetándole la mano que colgaba, lo metí en el coche para llevarlo a urgencias y, antes de salir, le puse en el brazo la faja orgónica doblada en tres. Obviamente, desde el momento de la caída, lloraba y gritaba de dolor, pero treinta segundos después de aplicarle la faja orgónica, dejó de llorar. Me volví hacia él, que estaba sentado a mi lado mientras conducía, y le pregunté por qué había dejado de llorar, sorprendido por esa repentina interrupción. Y él simplemente me respondió que ya no sentía dolor. Cuando, después de una hora de viaje, llegamos al hospital y el personal médico que lo atendía le quitó la faja orgónica, volvió a quejarse. La explicación es muy sencilla: la fractura había creado una interrupción considerable en el flujo de energía, lo que provocaba dolor. La faja orgónica, en casos como este, crea una especie de puente energético que facilita el flujo y reduce considerablemente el dolor. Por supuesto, también utilizamos la radiación orgónica para acelerar la curación con la faja, además de tratar algunos puntos con el proyector orgónico. El yeso se retiró una semana antes de lo previsto.

El mayor obstáculo que hay que superar en estas situaciones y en la introducción de la radiación orgónica en las unidades de urgencias es el escepticismo de la clase médica, que se basa exclusivamente en los conocimientos de la medicina occidental. Se trata de un escepticismo que podría superarse con un mínimo de curiosidad y con experimentos sencillos y poco costosos sobre el terreno. Esperamos no tener que hacer como Marie Curie, que por iniciativa propia se comprometió a introducir el uso de la radiografía en el campo durante la Primera Guerra Mundial para poder localizar balas e identificar mejor los daños sufridos. Es decir, esperamos no tener que esperar a una situación tan crítica para comprender los beneficios de la radiación orgónica en situaciones de primera intervención.

Además de lo expuesto, según los testimonios recibidos, la faja orgónica puede resultar útil en los siguientes casos: necrosis ósea, insomnio, consecuencias de problemas tiroideos, sudoración excesiva (incluso en verano, ya que la sudoración excesiva es uno de los síntomas cardinales de la debilidad energética del pulmón) y problemas circulatorios en las piernas con la consiguiente hinchazón.

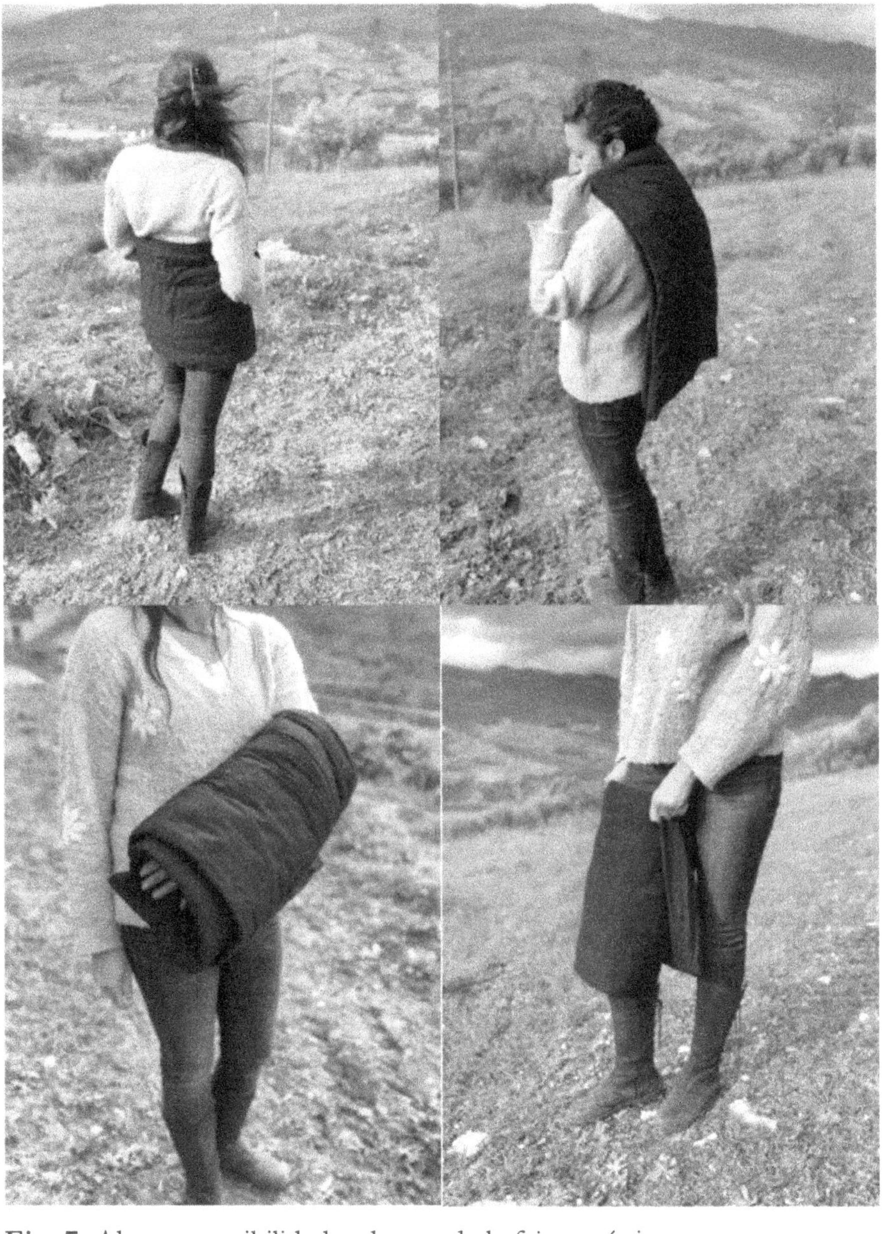

Fig. 7: Algunas posibilidades de uso de la faja orgónica.

Combinar la faja orgónica con otros tratamientos

A menudo combino la faja orgónica con el tratamiento con el proyector orgónico para MTC, y lo hago precisamente de esta manera: cuando trato puntos en el abdomen o la espalda, doblo la faja orgónica por la mitad alrededor de los tubos de los proyectores orgónicos.

Sin embargo, algunas personas también la utilizan durante sesiones de acupuntura o masajes. Mi consejo al respecto es siempre no colocar la faja orgónica debajo, sino encima del paciente, incluso sobre las agujas, que son flexibles y pueden doblarse bajo el peso de la faja. O, en el caso del masaje, colocarla en la parte del cuerpo que no se está masajeando y luego moverla en consecuencia.

En general, hay que tener en cuenta que el uso de la radiación orgónica no interfiere con otros tratamientos, ya que su acción principal es precisamente predisponer al paciente/cliente a recibir el tratamiento, ya que esto generalmente crea una expansión del campo energético. Digo esto porque muchas veces he oído a otros terapeutas hablar de incompatibilidad entre tratamientos. Cuando se trabaja con la energía y se trabaja con los mismos objetivos y en la misma dirección, no puede haber interferencia, sino solo sinergia.

Cuando se trabaja con energía y se trabaja con los mismos objetivos y en la misma dirección, no puede haber interferencia, sino solo sinergia.

El cinturón orgónico y la banda para el hombro

Se trata de una versión más estrecha de la faja orgónica, con unas medidas aproximadas de 15 x 150 centímetros. De esta forma se reduce la zona irradiada para tratar mejor, por ejemplo, articulaciones como la rodilla y el codo, o el cuello. También se puede utilizar para envolver la cintura en caso de problemas de espalda en la zona lumbar. De hecho, en la cintura se encuentra el único canal circular y horizontal de la MTC. Se trata de un canal que tiene diversas funciones y que en algunos casos puede ser útil irradiar para reforzar el soporte energético de toda la estructura.

Además, el cinturón se puede utilizar para irradiar los canales centrales anterior y posterior llamados Ren Mai (o Vaso de la Concepción) y Du

Mai (o Vaso Gobernador) para estimular sus respectivas funciones. Varios pacientes también lo han utilizado para el dolor cervical con buenos resultados.

Otras aplicaciones pueden ser en la mano, la muñeca o el hombro, aunque en este último caso he desarrollado una banda orgónica especial dada la conformación particular y la dificultad de mantener el cinturón fijo alrededor del hombro. Se trata de una banda que se adhiere perfectamente al hombro y que también se puede utilizar durante el día. Esto es especialmente importante en aquellos casos en los que los tejidos están desgastados, los tendones desgastados o hay un principio de artrosis. Irradiar la articulación con esta banda durante el mayor número de horas posible durante el día permite restaurar su funcionalidad con una cierta comodidad que de otro modo no sería posible. Tengo varios casos tratados con excelentes resultados utilizando esta banda para el hombro junto con el proyector orgónico, pero hablaré de ello en detalle más adelante.

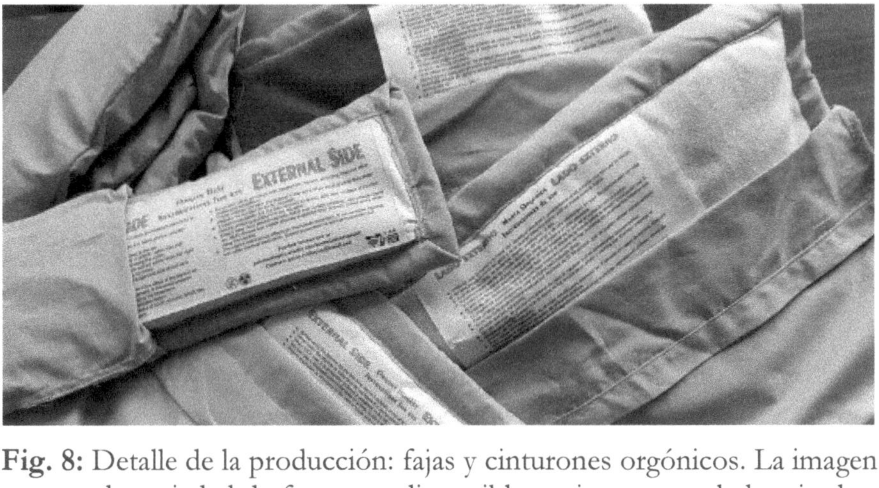

Fig. 8: Detalle de la producción: fajas y cinturones orgónicos. La imagen muestra la variedad de formatos disponibles: mientras que la longitud es uniforme, de 1,5 metros, para garantizar la versatilidad de uso, la anchura del cinturón (visible a la izquierda, de unos 15 cm) está optimizada para aplicaciones específicas en comparación con las fajas estándar, que miden unos 50 cm.

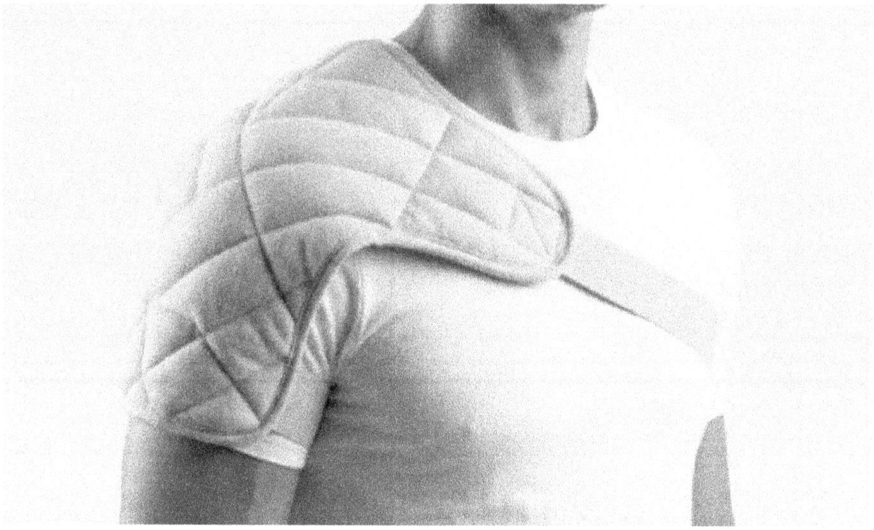

Fig. 9: Banda orgónica para el hombro desarrollada para ser usada tanto de día como de noche con total comodidad.

Para entenderlo mejor: lo que me preguntan a menudo

A continuación, una lista de dudas o preguntas que me suelen plantear. Disculpen las repeticiones, pero a menudo hay confusión y esta es más que legítima, dado el tema y las escasas publicaciones al respecto.

¿Es necesario exponer la faja orgónica al sol antes de usarla?

No es necesario poner la faja orgónica al sol antes de cada uso. Se recomienda exponerla al sol si la faja ha sido transportada o ha permanecido cerrada en una caja durante varios días. La exposición a los rayos solares aumenta sus propiedades radiantes; por lo tanto, es posible que note un efecto más acentuado si la utiliza inmediatamente después de haberla puesto al sol. Si pasan varias horas entre la exposición solar y su uso, es muy probable que no note ninguna diferencia. El lado que debe exponerse al sol es el indicado como lado externo; además, no es necesario quitar la funda de la faja durante la exposición.

¿Puedo usar la faja orgónica en la cama?

El uso nocturno es muy recomendable, especialmente en presencia de dolores articulares o estados de agotamiento. De hecho, el descanso unido a la irradiación orgónica facilita los procesos de regeneración de la articulación afectada. Para garantizar su eficacia, la faja debe colocarse debajo de las mantas: si se coloca encima de ellas, su acción se vería reducida. Es preferible no aplastarla bajo el peso del cuerpo, sino apoyarla sobre la zona a tratar o envolverla alrededor de ella. Aunque puede mantenerse durante toda la noche, es fundamental escuchar las señales del cuerpo: si se siente la necesidad de retirarla, la faja debe quitarse y colocarse a una distancia de al menos un metro.

¿La faja orgónica debe colocarse directamente sobre la piel?

El contacto directo con la piel no es estrictamente necesario. La experiencia clínica demuestra que la irradiación orgónica es capaz de atravesar fácilmente tanto las fibras de la ropa como los tejidos biológicos; por lo tanto, la faja puede utilizarse con la máxima eficacia incluso sobre la ropa habitual.

¿Puedo sujetar la faja con un cinturón o lazos?

Ciertamente. Si desea utilizar la faja mientras se mueve, es oportuno asegurarla mediante un cinturón o lazos. Este recurso resulta muy valioso también durante el descanso nocturno para evitar que se desplace.

¿Dónde guardo la faja cuando no la utilizo?

Lo ideal es permitir que la faja "respire"; por lo tanto, se recomienda colocarla sobre el respaldo de una silla o un sillón, o dejarla extendida sobre la cama. Es preferible evitar guardarla plegada o encerrada dentro de un armario.

¿Puedo usar la faja en casos de accidentes domésticos u otras situaciones de primeros auxilios?

La faja orgónica está especialmente indicada para cualquier situación de primeros auxilios, cualquier situación de accidente, doméstico o no, porque en todos estos casos el sistema energético está sometido a un estrés considerable y la faja ofrece notables beneficios para mantener el continuo energético. Esto es válido para todos los casos de primeros auxilios, tales como: heridas, hemorragias, contusiones, esguinces, quemaduras, fracturas, laceraciones y otros daños no mencionados aquí.

¿Es útil la faja orgónica en caso de dolores articulares?

La faja orgónica está muy indicada en casos de dolor articular, sea cual sea la articulación afectada, incluida la columna vertebral, la articulación mandibular, etc. Cuando hay dolor articular, la faja orgónica puede aportar notables beneficios, sobre todo cuando la causa del dolor es el desgaste de los tejidos, la fatiga tendinosa o la degeneración cartilaginosa. También es muy útil en casos de simple inflamación. Es posible que no se produzcan mejoras perceptibles de forma inmediata cuando la causa del dolor es la deformación de las estructuras óseas, como en el caso de la artrosis o en el caso de la presencia de osteofitos (pequeñas excrecencias óseas que se forman a lo largo de los bordes de un hueso). En estos casos, es necesario utilizar la faja durante al menos 2 meses, todos los días, aplicándola durante al menos una hora. En algunos casos de irradiación persistente se han observado mejoras.

¿Es útil la faja orgónica en presencia de prótesis o elementos metálicos dentro de la articulación?

La faja orgónica siempre se puede utilizar en presencia de prótesis o elementos metálicos como placas, tornillos, etc. Si no se observan mejoras, es probable que la presencia de estos elementos metálicos esté interfiriendo con la circulación energética normal. En estos casos, se puede obtener una solución aplicando la irradiación orgónica en los canales de la medicina china. Véase la página Irradiación orgónica en los canales de la MTC.

¿Puede ser útil la faja orgónica en caso de dolores musculares difusos?

En estos casos, es necesario conocer claramente la causa de los dolores musculares, que podría buscarse en la presencia de agujeros energéticos en el aura de la persona. En este caso, la faja orgónica podría aportar algunos beneficios, pero lo ideal sería utilizar una cabina o una camilla orgónica. Otra causa de dolores musculares difusos podría buscarse en un desequilibrio metabólico o en carencias alimentarias debidas a dietas particulares prolongadas en el tiempo. Incluso en estos últimos casos, los efectos de la faja orgónica podrían no ser perceptibles.

El proyector orgónico

El último dispositivo para la irradiación localizada es el proyector orgónico. El modelo original desarrollado por W. Reich, llamado *shooter*, es un acumulador orgónico del tamaño adecuado para colocarlo debajo del asiento de la cabina orgónica. De él sale un tubo flexible de metal recubierto que termina en un embudo, también de metal, posiblemente recubierto de algún material aislante. Se utilizaba generalmente durante la sesión con la cabina orgónica para aumentar la irradiación en zonas circunscritas del cuerpo.

Su construcción prevé la aplicación de entre diez y veinte capas dobles acumuladoras. El objetivo es obtener una alta concentración de energía que se proyecta, en una zona restringida del cuerpo, a través del embudo terminal que, generalmente, tiene un diámetro de 8-12 cm.

Puede tener una tapa que se abre para que se puedan introducir en su interior pequeños objetos que se desean cargar, como semillas, plántulas o alimentos.

Terminamos aquí la lista de dispositivos que ofrecen irradiación localizada para pasar a la tercera parte de este libro, donde introduzco la irradiación en los canales de la medicina tradicional china.

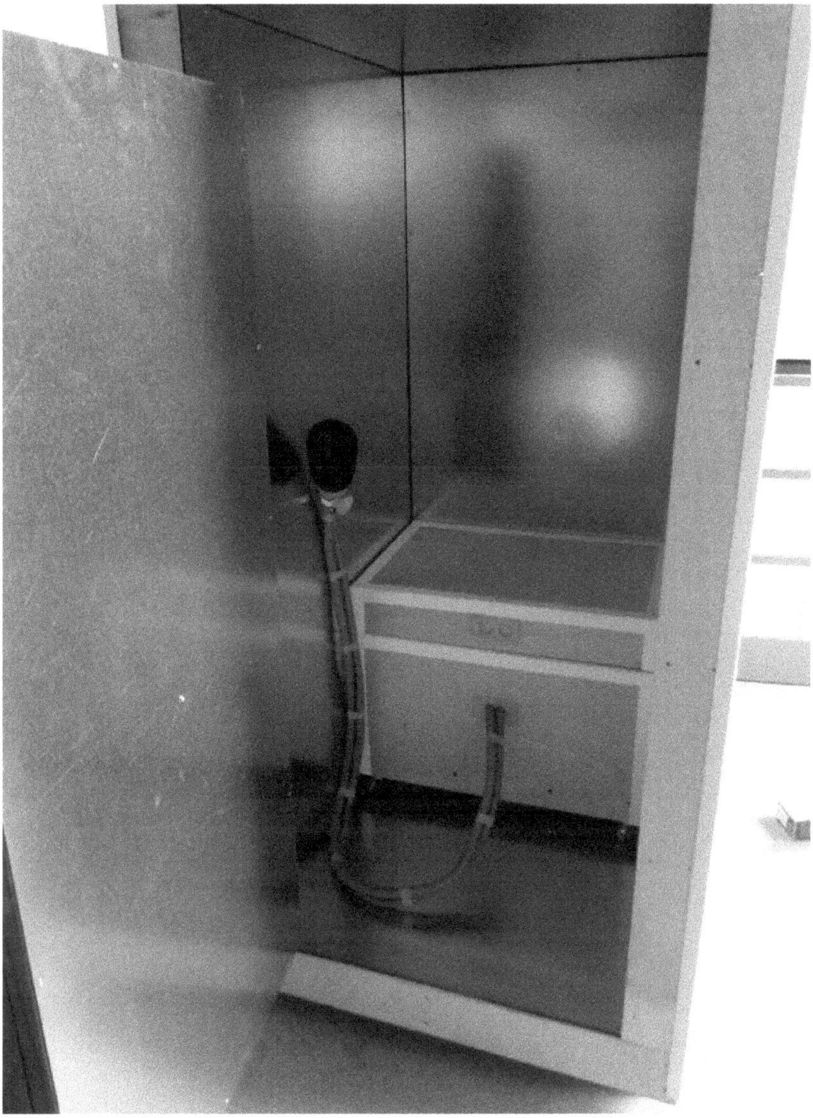

Fig. 10: Cabina orgónica con su proyector orgónico incorporado. El embudo situado en el extremo de los tubos que salen del proyector puede colocarse en una zona específica del cuerpo. Es importante que el embudo tenga un mango o un buen aislamiento si se sostiene con la mano, ya que, de lo contrario, la energía corre el riesgo de ser absorbida en gran parte por la mano del paciente.

Tercera parte

Enfoques energéticos del presente y del pasado

Integración con la medicina tradicional china (MTC)

Una mañana, hace algunos años, estaba sentado en un bar en las calles de Valencia. Junto a mí estaba el director de la Escuela Española de Terapia Reichiana, el Dr. Xavier Serrano. Conociendo mi pasión por los dispositivos orgónicos, sabiendo que los construía y los utilizaba, Serrano me propuso retomar la investigación sobre el uso de la energía orgónica, investigación que había sido llevada a cabo hasta hacía poco por el Dr. Manuel Redón, fallecido prematuramente por enfermedad.

Me pareció una propuesta excelente y poco después me puse manos a la obra, empezando por leer las numerosas revistas orgonómicas publicadas desde los años 70 en adelante que se encontraban en la rica biblioteca de la escuela. Encontré varios artículos que trataban sobre el uso terapéutico de los dispositivos orgónicos. A partir de esta primera investigación, redacté un primer resumen sobre el uso de los dispositivos orgónicos con todas las referencias bibliográficas. Lo interesante fue que, además del propio Redón, también acupuntor, me encontré con otros tres practicantes de la MTC que se habían aventurado en el uso de la radiación orgónica.

Un primer artículo muy interesante era el de Bernd Senf, un acupuntor alemán que, ya en 1976, escribía sobre la realización de un sencillo proyector orgónico fabricado con papel de aluminio de cocina intercalado con película y enrollado alrededor de un tubo de metal, con un total de hasta 40 capas dobles. Este tubo de unos 40 centímetros de largo debía utilizarse para irradiar los canales de la MTC. Lo probé, pero enseguida quedó claro que este sistema no podía funcionar, a pesar de que ha sido retomado en épocas más recientes por algunos aficionados en Sudamérica. Las razones eran principalmente dos. La primera es que no era práctico irradiar puntos con un tubo rígido que había que sostener en la mano durante 15-20 minutos, porque en general en la MTC se irradian varios puntos al mismo tiempo, o al menos dos, ya que la mayoría de los canales son bilaterales. El otro gran problema es que, al sostener este tuboproyector orgónico, la energía es absorbida primero por la mano que lo sostiene. Este es un dato importante a tener en cuenta al irradiar los puntos de la MTC, es decir, el dispositivo irradiador no debe tocar otras partes del cuerpo antes de llegar al punto que se desea tratar.

Otra posibilidad de integración es la propuesta por el Dr. Carlos Inza, de Argentina, que ha escrito sobre el uso de agujas dentro de la cabina orgónica con algunas conclusiones interesantes. Se trata de una combinación interesante, ya que la aguja tiene la capacidad de llevar la energía del exterior al interior del cuerpo, pero esta posibilidad se amplifica sin duda mediante la irradiación orgónica. De lo contrario, al ser la aguja de metal, se puede llegar incluso al efecto contrario, es decir, a una dispersión de la energía del paciente.

Personalmente, nunca he probado esta combinación de agujas y cabina orgónica, pero varios acupuntores están utilizando mis fajas orgónicas en sus pacientes durante el tratamiento de acupuntura. La faja orgónica es probablemente más adecuada porque el paciente puede permanecer en posición acostada. Otra alternativa válida sería utilizar las agujas dentro de la camilla orgónica.

Otro intento interesante ha sido el más reciente de Leon Southgate, acupuntor inglés, quien ha publicado una tesis en la que informa de pruebas experimentales de tratamiento de puntos con agujas conectadas a acumuladores orgónicos a través de cables de cobre. En mi experiencia en la construcción de dispositivos orgónicos, he llegado a la conclusión de que la energía vital orgónica se mueve mejor en los espacios vacíos, por lo que es más fácil transmitir la energía orgónica a través de un tubo adecuado en lugar de cables de cobre.

En cualquier caso, fue la lectura de las experiencias de estos tres acupuntores, además de un primer ciclo positivo de tratamientos de acupuntura, lo que me motivó enormemente a emprender los estudios de Medicina China.

Estaba en el tercer año del curso de acupuntura y moxibustión cuando construí, a partir del diseño original básico de un proyector orgónico, un primer dispositivo para irradiar los canales de la MTC.

Sin duda, experimentar con la irradiación orgónica resultó ser más fácil que empezar a usar agujas, ya que en el primer caso se trabajaba exclusivamente desde el exterior. Las primeras pruebas que realicé en mí mismo produjeron sensaciones y cambios repentinos muy interesantes que me animaron a continuar por ese camino.

Se necesitó otro año de experimentos antes de empezar a utilizar sistemáticamente este tipo de irradiación, y aún un par de años más antes de llegar a la versión definitiva del proyector orgónico para irradiar los canales de la MTC.

La primera observación que pude hacer se refería al hecho de que este proyector «se enganchaba» literalmente al canal energético. Las sensaciones, al irradiar energía orgónica, eran bastante evidentes y se percibían a lo largo de todo el canal tratado.

El potencial de este dispositivo en comparación con todos los demás fue evidente de inmediato. Por fin era posible trabajar con mucho más detalle la estructura energética del paciente. De hecho, cuando utilizamos una faja orgónica, un cinturón o la cabina, estamos irradiando simultáneamente varios canales energéticos, ya que estos están bastante próximos entre sí. En general, esto es suficiente para que podamos aprovechar la capacidad de autorregulación del organismo, pero en otros casos la energía no va exactamente donde debería converger, o no tiene la misma eficacia que un tratamiento directo sobre el canal energético que necesita ser reequilibrado.

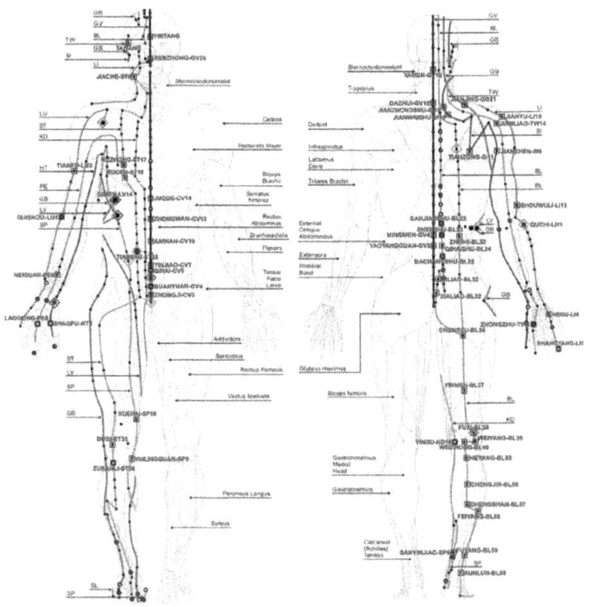

Fig. 11: Mapa simplificado de los canales energéticos de la MTC. Es evidente que irradiar una zona del cuerpo, aunque sea pequeña, equivale, en la mayoría de los casos, a irradiar varios canales al mismo tiempo.

Ahora, tras cinco años de este tipo de tratamientos, he podido ampliar considerablemente mis conocimientos sobre esta integración y descubrir cosas muy interesantes que me gustaría contarles.

Sin embargo, antes de nada, me gustaría aclarar algunos detalles técnicos sobre el proyector orgónico desarrollado para la irradiación de los canales de la MTC.

Cómo es un proyector orgónico para la MTC

En el caso del proyector orgónico para la MTC, el objetivo es tener una alta concentración de energía captada para irradiarla en un punto de la MTC. Por razones prácticas, los tratamientos no deben ser demasiado largos, por lo que con el tiempo y las diversas pruebas he llegado a la composición y dimensión actual.

Los proyectores que utilizo tienen veinte capas dobles fabricadas con espuma de polietileno y lana de acero enrolladas alrededor de tubos metálicos. En estos tubos centrales inserto dos tubos corrugados, también fabricados en acero recubierto de PVC. En el otro extremo de los tubos fijo unos conectores especiales con núcleo de cobre. La fijación al cuerpo del paciente se realiza mediante velcro o esparadrapo. Todo el proyector está recubierto de madera ligera formando un paralelepípedo con base octogonal en referencia al Octograma de Fu Xi, que lleva el nombre de uno de los emperadores mitológicos chinos. El Bagua u Octograma de Fu Xi en la MTC se asocia a los ocho vasos maravillosos o canales extraordinarios. Estos representan la estructura energética básica de cada persona y pueden asociarse a la fase embrionaria de la mórula, en la que las ocho células (blastómeros) que la componen se definen como totipotentes porque son capaces de generar todos los demás tejidos. De hecho, a los ocho canales maravillosos corresponden ocho puntos de apertura cuyo tratamiento suele tener una eficacia muy profunda, precisamente porque interactúa con las funciones básicas del ser humano. Además, el Octograma de Fu Xi representa el vehículo de la energía cósmica original, tal y como Reich definía la energía orgónica. Por estas razones, decidí dar al proyector orgónico una forma octogonal.

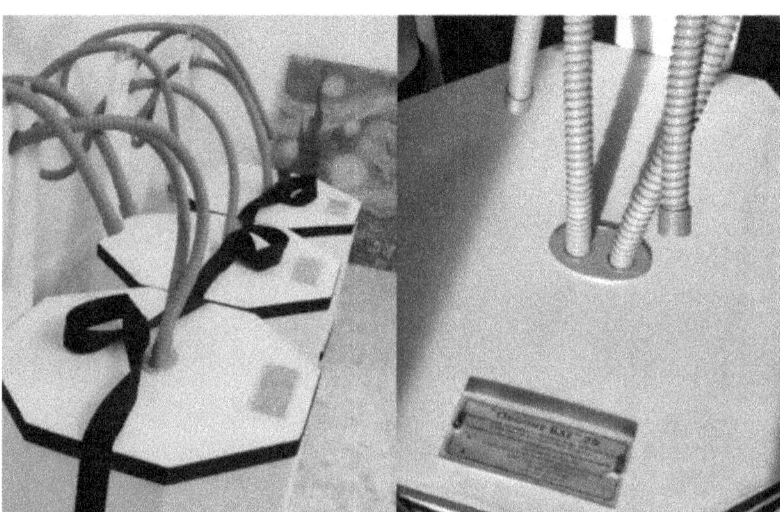

Fig. 12: Algunos proyectores listos para ser utilizados. Detalle de la etiqueta con el nombre del modelo: Orgone Ray 20. El número «20» indica el número de capas acumuladoras. El tamaño de estos proyectores se ha determinado para tratar dos puntos de la MTC a la vez con una duración de tratamiento como se indica a continuación.

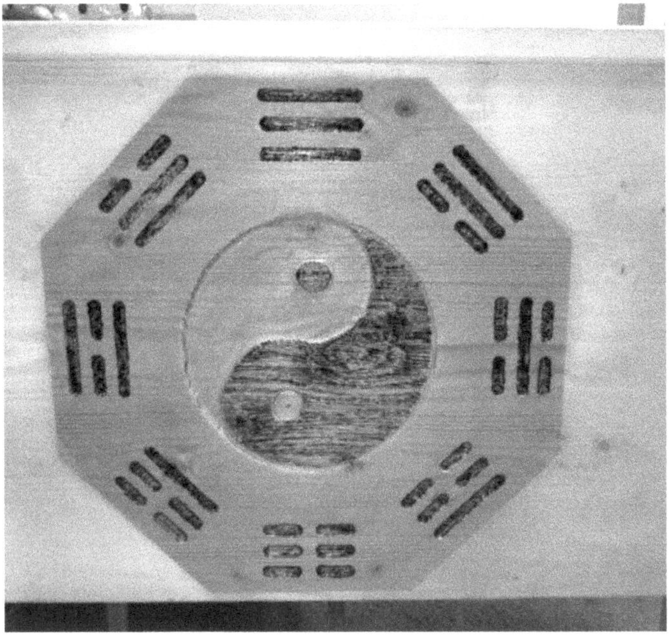

Fig. 13: Octograma de Fu Xi o Bagua grabado en uno de los muebles del estudio.

Como pueden ver, la construcción del proyector orgónico, al igual que la de otros dispositivos orgónicos, no requiere grandes conocimientos tecnológicos. En cambio, debemos prestar especial atención a su uso. Comencemos por ver las recomendaciones generales.

El uso del proyector orgónico para la MTC

En primer lugar, la posición del proyector orgónico es indiferente y depende más bien de la posición del sujeto tratado. En general, siempre es mejor realizar el tratamiento estando tumbado, pero si utilizamos el proyector orgónico sobre nosotros mismos, a veces resulta difícil aplicar los tubos en determinados puntos, por lo que es mejor estar sentado. Si estamos tumbados, el proyector se puede colocar con el brazo en horizontal sobre nuestro cuerpo. De este modo, los orificios y abrazaderas integrados en el brazo nos pueden ayudar a colocar los tubos de forma más perpendicular al punto tratado. Si estamos sentados, podemos dejar cómodamente el proyector sobre sus ruedas y colocar los tubos en la posición deseada, siempre con la ayuda de los orificios y las abrazaderas con los que cuenta el dispositivo, y quizás algún cojín.

Es mejor evitar que los tubos toquen otras partes del cuerpo antes de llegar al punto a tratar. Si por razones prácticas los tubos deben apoyarse, es aconsejable interponer un cojín o una toalla. Esta precaución es importante porque, aunque los tubos tienen un revestimiento de plástico, la energía podría absorberse en el punto de contacto en lugar de concentrarse en el punto que se desea tratar.

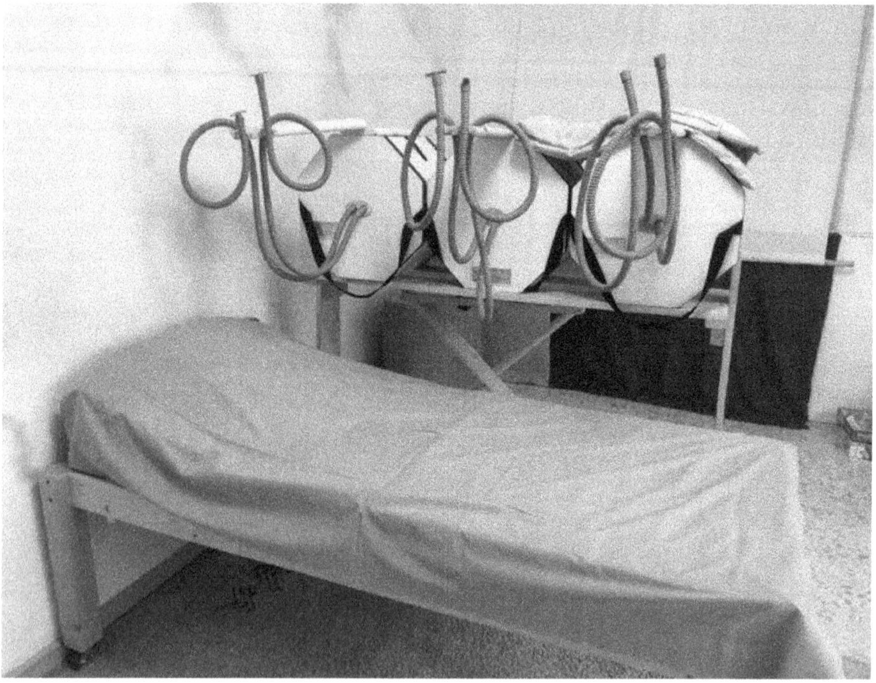

Fig. 14: Estación de tratamiento con tres proyectores dispuestos con su brazo hacia y sobre el paciente tumbado. Esto permite un rápido posicionamiento de los tubos. Un cuarto proyector provisto de ruedas se utiliza generalmente cerca de los pies o en el lado libre de la camilla.

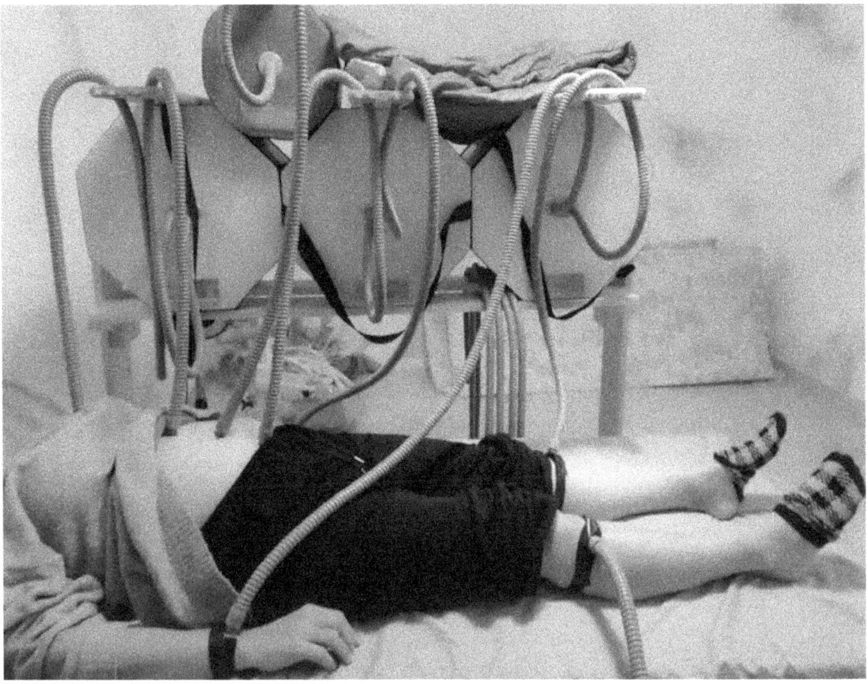

Fig. 15: Ejemplo de tratamiento

He utilizado los proyectores orgónicos en casa muchas veces y con resultados notables, y es perfectamente normal que durante las primeras sesiones surjan algunas dudas o dificultades, pero puedo asegurarles que, una vez que se acostumbran, es bastante fácil utilizarlos de forma autónoma. Dicho esto, sin duda es más rápido que otra persona nos aplique los tubos, sobre todo si tenemos que tratar puntos de la espalda.

Otra cosa a tener en cuenta es la duración de los tratamientos. Reich observó en su momento que la energía orgónica se concentra más en la parte baja de la atmósfera en verano y es más escasa en invierno. Esto hace que los acumuladores orgónicos tengan una mayor captación en verano que en invierno y, en consecuencia, los tratamientos, en particular la irradiación de los puntos de la MTC, tengan una duración diferente. Personalmente, aplico la diferencia de un minuto por cada mes que pasa. El primer mes de la tabla siguiente se define calculando quince días antes y quince días después del solsticio de verano (en el hemisferio norte), mientras que en el hemisferio sur el cálculo se inicia a partir del solsticio de invierno.

El resultado es el siguiente:

Del 7 de junio al 6 de julio	12 minutos
Del 7 de julio al 6 de agosto	13 min.
Del 7 de agosto al 6 de septiembre	14 min
Del 7 de septiembre al 6 de octubre	15 min
Del 7 de octubre al 6 de noviembre	16 min
Del 7 de noviembre al 6 de diciembre	17 min
Del 7 de diciembre al 6 de enero	18 min
Del 7 de enero al 6 de febrero	17 min
Del 7 de febrero al 6 de marzo	16 min
Del 7 de marzo al 6 de abril	15 min
Del 7 de abril al 6 de mayo	14 min
Del 7 de mayo al 6 de junio	13 min

Se trata de un tiempo orientativo. No pasa nada si aplicamos el tratamiento unos minutos más, pero es importante no excederse porque se podría crear una sobrecarga en el canal tratado. Esto también se aplica a la frecuencia de los tratamientos. En general, no se recomienda realizar más de un tratamiento cada dos días. El único caso en el que se pueden realizar tratamientos con mayor frecuencia, incluso hasta tres veces al día, es en situaciones agudas. Y esto se relaciona con lo dicho sobre el uso de la faja orgónica en situaciones postraumáticas.

Las manipulaciones energéticas en el punto tratado

En la MTC actual se realizan manipulaciones sobre la aguja para imprimir un efecto diferente en el tratamiento, o se realizan transfusiones de energía de un punto a otro. Se trata de prácticas que también se pueden realizar sin problemas con el proyector orgónico. En determinados contextos, como en el caso de la transfusión de energía entre diferentes puntos o canales —tema que profundizaremos más adelante—, el uso del proyector orgónico resulta superior a la técnica con agujas. De hecho, garantiza una manipulación más precisa, reduciendo drásticamente el riesgo de dispersiones energéticas no deseadas.

Los otros tipos de manipulación se refieren a la armonización, la tonificación, la dispersión y el drenaje del canal tratado.

La armonización

Esta manipulación se practica esencialmente cuando se desea imprimir en el tratamiento una acción de reequilibrio y sintonización de la energía del canal con respecto al elemento al que pertenece. Para comprender mejor este concepto, es importante tener en cuenta que la energía es siempre la misma, pero que su recorrido a lo largo del canal se manifiesta como una onda y los diferentes elementos de la MTC (agua, madera, fuego, tierra y metal) corresponden a diferentes fases de la onda.

Las manipulaciones se practican siempre al comienzo del tratamiento y siempre en la parte terminal del tubo del proyector, cerca del resonador tratado. Se diferencian según el Reino Mutante:

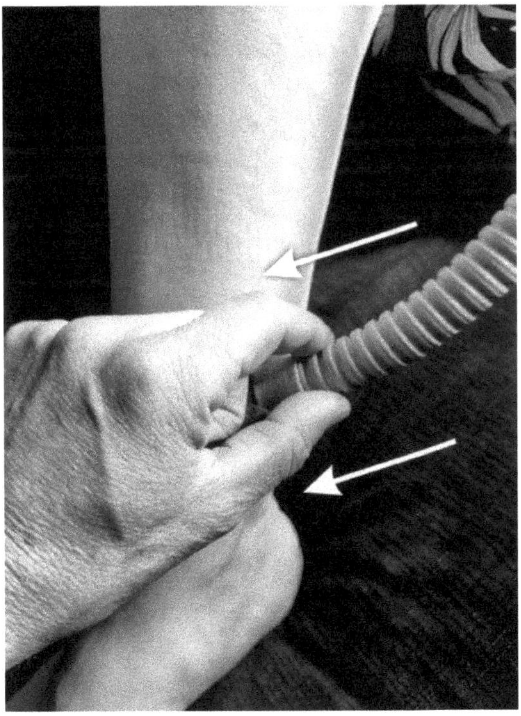

☯ Para el **Agua** se procede de la siguiente manera: se agarra el tubo del proyector con el índice y el pulgar y se aplica una ligera presión como si se quisiera profundizar. Se permanece unos instantes en esta fase de quietud y se deja el tubo en su sitio para terminar el tratamiento.

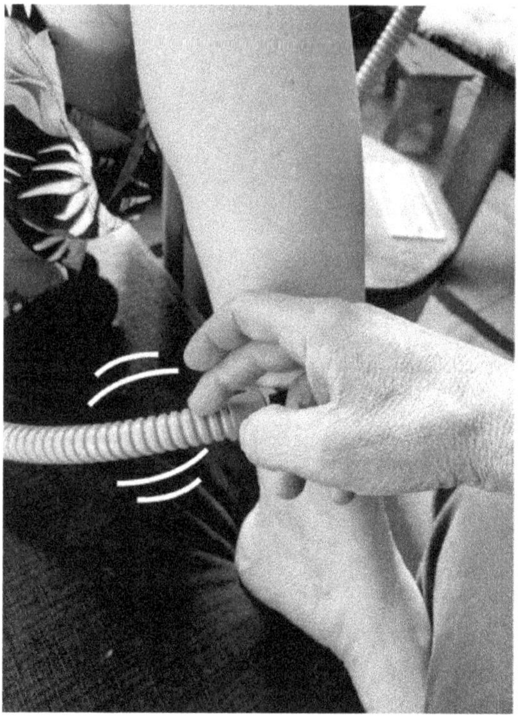

☯ Para la **Madera**: se practica un toque vibrante con el dedo medio.

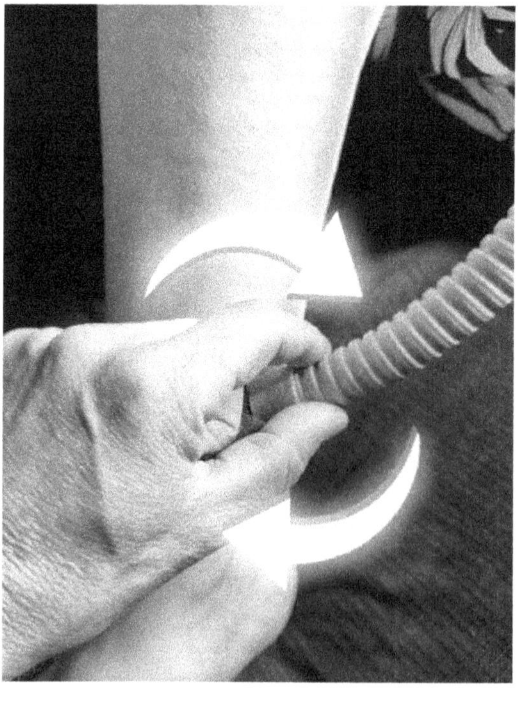

☯ Para el **Fuego**: se realizan movimientos rápidos con el índice y el pulgar como si se quisiera atornillar, creando así una penetrante espiral de energía.

☯ Para la **Tierra**: se apoya el pulgar (que representa precisamente a la Tierra) sobre el tubo y se unen sucesivamente a él las puntas de los dedos índice, medio, anular y meñique, para luego volver en orden inverso, siempre tocando el pulgar (véase la secuencia a continuación).

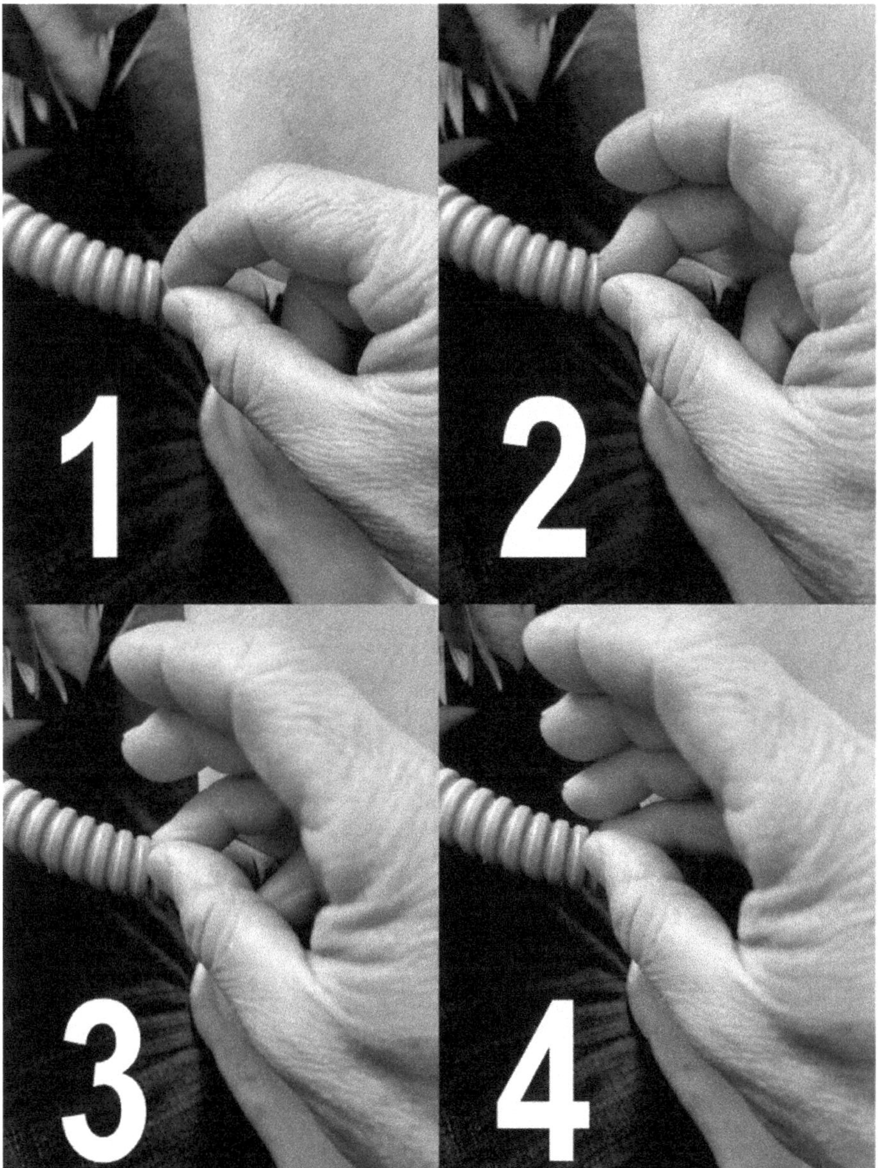

☯ Para el Metal: se roza ligeramente el tubo con el dedo índice; en el momento del contacto, es fundamental poner la intención de insuflar un soplo, como se si quisiera transmitir el aliento vital a través del dispositivo.

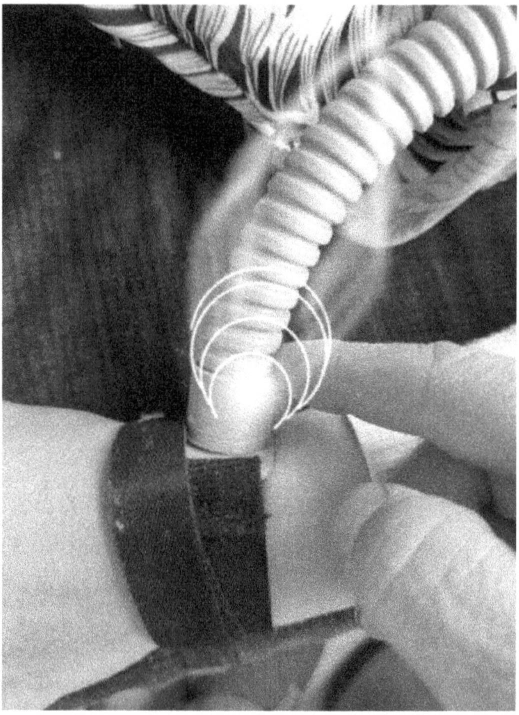

La tonificación, la dispersión y el drenaje

Se tonifica un canal cuando presenta un vacío de energía. Esta manipulación se practica actuando con el pulgar y el índice con movimientos giratorios en sentido horario, como si se quisiera atornillar algo (similar a la del Fuego que acabamos de ver).

La dispersión se aplica cuando hay estancamientos de energía a lo largo del canal. Es similar a la tonificación, pero el sentido de rotación es antihorario. La acción que realiza es redistribuir la energía a lo largo del canal.

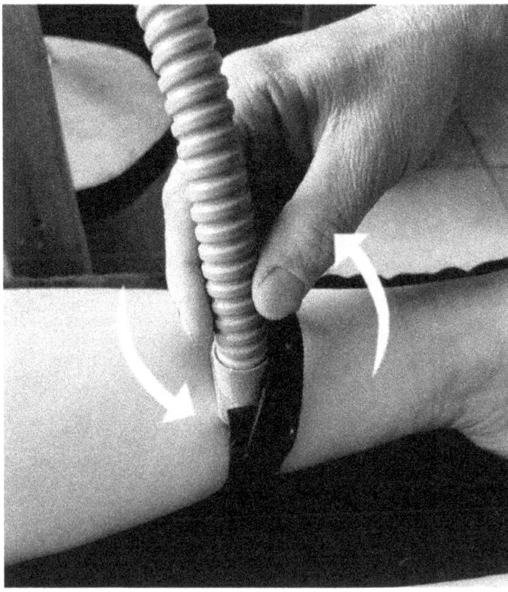

Fig. 16: Manipulación en dispersión

Por último, el drenaje se aplica cuando se desea extraer energía del resonador. Puede parecer extraño que utilizando el proyector orgónico se pueda conseguir una acción de drenaje, pero es realmente posible. Obviamente, si se desean drenajes más consistentes, es más conveniente utilizar un Dorbuster médico. El drenaje se practica realizando fuertes movimientos ascendentes a lo largo del tubo con el índice y el pulgar, partiendo de la parte del tubo próxima al resonador y subiendo a lo largo del tubo unos 20-30 centímetros. El movimiento debe realizarse rápidamente y repetirse varias veces.

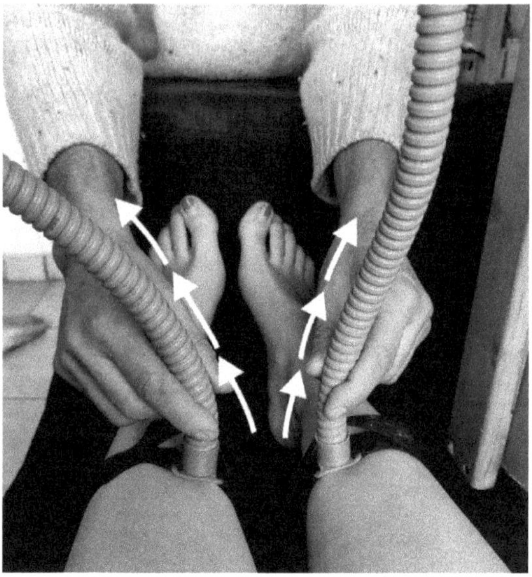

Fig. 17: Manipulación para drenar la energía.

La transfusión de energía

Esta manipulación a veces resulta ser el elemento fundamental para la curación, ya que en el paciente se ha creado una especie de círculo vicioso por el que un canal tiende a absorber más energía en detrimento de otro. En la mayoría de los casos, esto ocurre entre uno de sus canales y su complementario dentro de los seis canales unitarios, que son los siguientes:

Nivel unitario	Canal del pié	Canal de la mano
Tai Yang **(Gran Yang)**	Vejiga	Intestino delgado
Yang Ming **(Yang luminoso)**	Estómago	Intestino grueso
Shao Yang **(Yang Menor)**	Vesícula biliar	Triple calentador
Tai Yin **(Gran Yin)**	Bazo-Páncreas	Pulmón
Shao Yin **(Pequeño Yin)**	Riñón	Corazón
Jue Yin **(Yin que desaparece)**	Hígado	Maestro del corazón (Pericardio)

Por lo general, la detección de este desequilibrio se realiza mediante la palpación del pulso. A veces, la transfusión resulta fundamental para el tratamiento (véase el caso del hombro congelado). En estos casos, primero se coloca un tubo en el punto receptor, es decir, donde hay falta de energía, y luego un tubo en el punto del canal donde hay exceso. A continuación, se unen los dos tubos con un poco de cinta adhesiva a una distancia de unos 30 cm de los puntos tratados y se procede de la siguiente manera: con el índice y el pulgar se sujeta el tubo receptor por el punto de contacto y se deslizan los dos dedos con bastante rapidez hacia el punto tratado; al mismo tiempo, se sujeta el otro tubo con la otra mano y se deslizan los dedos desde el punto tratado hacia el punto de contacto de los dos tubos (como en el caso del drenaje que acabamos de ver). De esta manera, se invita a la energía a fluir desde un canal hacia el otro. Existen puntos específicos para cada canal para realizar este tipo de transfusiones energéticas y es importante realizarlas exclusivamente cuando se detecta un tipo de desequilibrio energético por el que la energía crea un exceso en un canal y una carencia en otro.

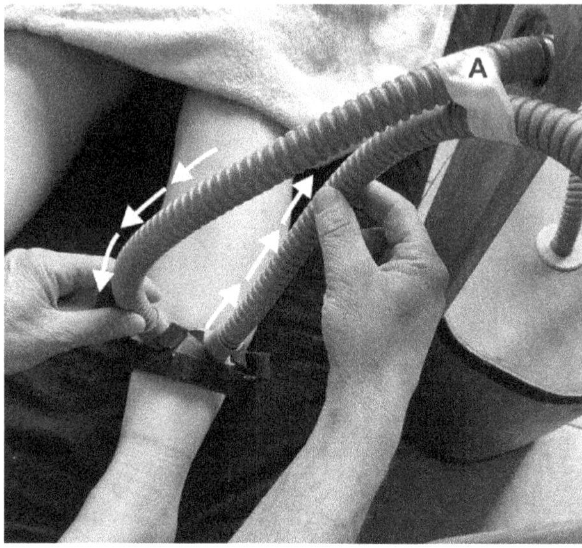

Fig. 18: Manipulación de transfusión. La mano derecha se mueve hacia arriba mientras que la izquierda se mueve hacia abajo. Los dos tubos están unidos con cinta adhesiva en el punto **A**.

En algunos casos específicos, estas manipulaciones se combinan entre sí, por lo que podríamos, por ejemplo, combinar la armonización de un canal con su tonificación, o la armonización de Madera con la de Tierra para invitar a la energía de Madera a adquirir la estabilidad de Tierra.

Historias de vida - Historias clínicas

Para comprender la eficacia de la irradiación orgónica en los canales de la MTC, presentaremos algunos casos seleccionados por su particularidad y por la ausencia di solución con otras terapias. A veces, debido a diversos factores, los tratamientos fueron lamentablemente limitados en el tiempo; por ello, aunque non siempre se alcanzó la resolución definitiva, la mejoría gracias al proyector orgónico resultó evidente.

Se dan indicaciones sobre los puntos tratados en los casos en que el tratamiento elaborado no habría sido tan obvio (a continuación encontrará una tabla con las abreviaturas utilizadas para los canales energéticos). Para los profanos en medicina china, existen ahora varias aplicaciones o páginas en Internet donde se puede encontrar información sobre la localización de los puntos con breves referencias a sus indicaciones.

Sin embargo, me gustaría recordar que la medicina china es un sistema vivo y complejo, y que es mejor no caer en la trampa de la simplificación, ya que siempre es necesario un diagnóstico detallado y una aplicación estudiada de la mejor combinación de puntos. El riesgo es hacer intentos inútiles y perder el tiempo, para luego formarse una idea errónea de lo que realmente es este arte milenario.

Por experiencia puedo decir que no todos los acupuntores tienen la misma formación y la misma pasión. A menudo he tenido pacientes que no habían obtenido ningún beneficio de la acupuntura, pero que han tenido resultados positivos con los tratamientos orgónicos. Esto podría deberse a las ventajas sustanciales del uso de proyectores orgónicos, pero a veces también depende de un diagnóstico energético erróneo o de un conocimiento limitado del sistema de canales y colaterales de la medicina china.

Por ejemplo, no todos los acupuntores utilizan la palpación del pulso como herramienta de diagnóstico, lo que sin duda es una grave laguna, ya que es la herramienta más fiable de todas las disponibles en el sistema médico chino. Esto se debe a que, a veces, lo que nos cuenta el paciente no siempre refleja exactamente la naturaleza energética real. Y aunque existen otras herramientas, como la lectura de la lengua y del rostro, estas nos proporcionan información sobre el tipo de sintomatología y el origen de la enfermedad, respectivamente, pero no describen la naturaleza energética de la misma.

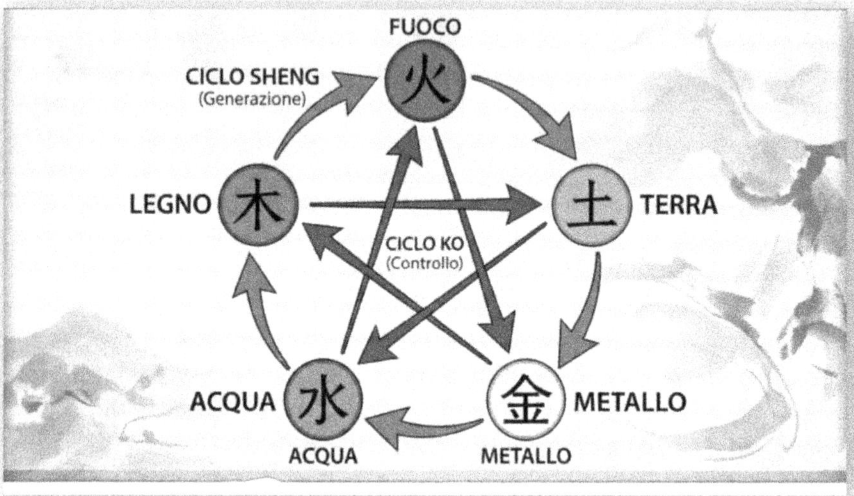

Fig. 19: Esta imagen muestra de forma esquemática uno de los niveles del sistema de la medicina tradicional china, el de los cinco elementos o *cinco reinos mutantes*, ya que existe una relación alquímica entre ellos, además de los dos ciclos relacionales: el Sheng, o ciclo generacional, por el que cada elemento alimenta al siguiente, y el ciclo Ko, o de control, por el que cada elemento armoniza con el siguiente.

Para aquellos que tengan dificultades para comprender la aplicación práctica de lo que podría parecer un mero constructo teórico, invito, en primer lugar, a observar los fenómenos naturales que, además de reflejar la *función del orgasmo* de Reich, siguen la dinámica de *los Cinco Reinos Mutantes*. Además, hay que tener en cuenta que la energía primordial es única y siempre la misma, pero que dentro de los organismos vivos adquiere connotaciones y características diferentes para poder desempeñar las distintas funciones. Recordemos que podemos ver cómo esta energía se propaga dentro de los canales energéticos como una onda y que los diferentes elementos representan diferentes fases de esta última.

Al evaluar los diferentes aspectos, obtendremos las siguientes correlaciones:

Lectura del rostro	*Origen de la enfermedad*
Lectura de la lengua	*Sintomatología*
Palpación del pulso	*Naturaleza de la enfermedad*

Un aspecto interesante es la lectura de la lengua, que nos puede proporcionar datos en tiempo real sobre la eficacia del tratamiento. Cuando se produce una mejora en los parámetros evaluados mediante el análisis de la lengua después del tratamiento, podemos concluir que el tratamiento en sí ha sido eficaz y correcto.

Estas son las abreviaturas de los canales utilizados y sus correspondientes en inglés, para que el lector pueda comparar fácilmente otros textos que utilizan la nomenclatura internacional.

Canal	Abreviatura en castellano	Abreviatura en inglés
Pulmón	P	LU (Lung)
Intestino grueso	IG	LI (Large Intestine)
Estómago	E	ST (Stomach)
Bazo-Páncreas	B	SP (Spleen-Pancreas)
Corazón	C	HT (Heart)
Intestino delgado	ID	SI (Small Intestine)
Vejiga	V	BL o UB (Urinary Bladder)
Riñón	R	KI (Kidney)
Maestro del corazón	MC	PC (Pericardium)
Triple calentador	TR	TE (Triple Energizer)
Vesícula biliar	VB	GB (Gall Bladder)
Hígado	H	LR (Liver)
Tou Mai (Vaso Gobernador)	TM	GV (Governing Vessel)
Ren Mai (Vaso Concepción)	RM	CV (Conception Vessel)

Aviso legal

Antes de continuar, quiero enfatizar que los casos expuestos a continuación representan observaciones experimentales en el campo de la investigación orgónica y no deben entenderse como prueba de eficacia clínica garantizada para la generalidad de los sujetos.

Enfermedades degenerativas

Caso con insuficiencia renal

Se trata de una mujer que en ese momento tenía 76 años y se encontraba en una situación de insuficiencia renal grave con creatinina a 4,5 mg/dL como consecuencia de hipertensión crónica y junto con un principio de diabetes. La medicina occidental propone en estos casos la diálisis o el trasplante de órganos. En ambos casos no se trata de una solución real, ya que las dos alternativas conllevan en realidad otros problemas, sobre todo en situaciones similares a la de esta mujer. Dadas las circunstancias, recomendé tratamientos a domicilio con una frecuencia de tres ciclos a la semana. Mi supervisión se realizaba una vez a la semana. Los tratamientos se llevaban a cabo con la ayuda de su hijo.

Después de tres semanas de tratamiento, la creatinina había bajado a 2,5 mg/dl. Lamentablemente, en las semanas siguientes, la mujer enfermó con fiebre y, tras dos semanas en las que sus familiares pospusieron mi supervisión, fue ingresada en la unidad de COVID del hospital. Allí permaneció otras tres semanas con un claro empeoramiento de su estado general. Cuando su hijo pidió explicaciones sobre su estado renal, los médicos respondieron que simplemente estaban observando la evolución de los valores de creatinina, que entretanto habían llegado a 7,5. Fue entonces cuando su hijo sacó a su madre, que ya no era positiva en COVID, y la llevó de vuelta a casa. Cuando la volví a ver, me costó reconocerla porque todo su cuerpo temblaba y le costaba hablar. Definitivamente, no era la mujer que yo conocía, todavía en gran parte independiente, activa y de buen humor. En ese momento reanudamos el tratamiento, pero la recuperación resultó difícil; poco después se procedió a la diálisis y ya no se daban las condiciones para seguir con los tratamientos orgónicos.

Meses después, su hijo me dijo que, de vez en cuando, su madre utilizaba el proyector orgónico directamente sobre los riñones y que le hacía bien. No especifico el tratamiento utilizado, pero es importante destacar que, en la MTC, el corazón forma un canal unitario junto con el riñón, por lo que es evidente la conexión energética entre ambos órganos, que se influyen mutuamente. En este caso específico de insuficiencia renal derivada de la hipertensión, esta correlación cobra especial relevancia, ya que las patologías de ambos órganos suelen ser concausantes. Además, al tratar casos de debilidad renal, siempre hay que controlar el estado energético del pulmón, ya que en la MTC este alimenta al riñón y también podría encontrarse en déficit energético. Esto significa que hay que tratar simultáneamente también el pulmón.[6]

Caso con insuficiencia pulmonar

Un día, un médico que es alumno mío me habla de una conocida suya que se encuentra en una situación muy grave por insuficiencia pulmonar. Acordamos hacer una visita a domicilio, dadas las condiciones de salud de la paciente. Se trata de una mujer de 35 años que, según su historial energético, se presenta como una persona que durante toda su vida ha tenido que hacer concesiones perjudiciales, renunciar a muchas cosas en una relación conflictiva con su madre, sin ahorrarse algunos excesos en su juventud. Sus dificultades pulmonares probablemente tienen su origen en la intubación traqueal que recibió por un parto prematuro. De hecho, ya en la adolescencia presentaba dificultad respiratoria, bronquitis y neumonías recurrentes, así como astenia. Todo ello le llevó a tener dificultades pulmonares, pero nunca de gran gravedad. Luego, ingresada durante un mes para una colecistectomía, sale del hospital con un concentrador de oxígeno del que ya no puede prescindir. Le proponen un trasplante de pulmón que se intenta antes de que yo la conozca. Simplemente, un día le avisan de la disponibilidad de un pulmón y la transportan en avión al hospital donde se realizará el trasplante. Desgraciadamente, a su llegada se dieron cuenta de que el pulmón disponible estaba afectado por una neumonía. La enviaron a casa por su cuenta, en ambulancia, y con grandes dificultades, dado su precario estado de salud. Es en ese momento cuando la conozco. La encuentro bastante frustrada y decepcionada con el sistema sanitario. No se explica por qué la han dejado en esas condiciones — refiriéndose a la insuficiencia pulmonar — a raíz de una operación de

[6] El nombre del órgano se escribe en mayúscula cuando se hace referencia a su función energética según la MTC y no al órgano en sí tal y como se describe anatómicamente.

vesícula. No quiere bajo ningún concepto vivir con el respirador auxiliar, que en ese momento no le garantiza una saturación superior al 89 %. De su angustia se desprende también la ira con la que cuenta toda su historia. Pero su ira y su frustración son un componente fundamental de su vida y, de hecho, representan la causa principal de la formación de cálculos biliares. Le propongo un tratamiento inmediato y la posibilidad de continuar con dos proyectores orgónicos en su domicilio, dada la distancia. Ella acepta, también porque para los tratamientos a domicilio tiene la posibilidad de contar con la ayuda de un médico acupuntor que ya la había tratado anteriormente. El tratamiento consiste en la estimulación, en particular, del Maestro del Corazón, cuyo punto Mo coincide con el Jiao superior,[7] relacionado también con la función respiratoria.[8] También trato Shén Què (Puerta del palacio emocional, del ánimo y del espíritu), también llamado Qì Hé (Fusión del aliento), ya que es un punto fundamental cuando hay conflictos con los padres. El tratamiento completo es el siguiente: 17RM, 8RM, 3MC, 9P, 14H. Después de 13 minutos de tratamiento, vuelve a medir la saturación, que ha subido al 94 %. Esto ya nos da una respuesta inmediata sobre las posibilidades reales de que este tipo de tratamientos le ayuden. Al día siguiente me escribe: «Sin entrar en más detalles, ayer estuve toda la tarde autónoma y esta mañana he ido al baño sin oxígeno. Simplemente lo he considerado posible. Hay dos factores que intervienen en mi caso: la ira y el miedo». Tres días después, la saturación de oxígeno llega al 95 %. Me escribe: «Bueno, Francesco, soy cautelosa, pero debo decirte que creo que las *máquinas* son realmente muy eficaces. Esta semana he alcanzado una autonomía importante, que en el pasado no conseguía ni con la rehabilitación. Hoy, cuando hice las sesiones, sentí que se me expandían los pulmones». Una semana después, la escucho por teléfono. Su dificultad respiratoria ha desaparecido. Desgraciadamente, al día siguiente de lo que fue mi última conversación con ella, vuelve a haber disponibilidad de un pulmón para el trasplante. Le hacen entender que si no acepta, perderá la prioridad en las siguientes disponibilidades. Llena de

---

[7] El Jiao Superior (Calentador Superior) es la sección funcional del Triple Recalentador situada por encima del diafragma. Incluye principalmente el Corazón y los Pulmones, y es responsable de la distribución del Qi y los líquidos por todo el cuerpo.

[8] El punto Mo o Mu estimula la regeneración orgánica física, el Yin del órgano correspondiente. Deben diferenciarse de los puntos Shu, que tratan la función, o el Yang del órgano, y de los puntos Xi (puntos de alarma), que sirven para restablecer las frecuencias fisiológicas del canal correspondiente, recordando al órgano sus funciones originales.

miedos, acepta este segundo intento y pocas horas después se encuentra en el quirófano. Tras largas horas de intervención, la operación presenta complicaciones que desembocan en una septicemia que la llevará a la muerte en pocos días. Este caso nos demuestra una vez más la importancia de considerar los procesos energéticos antes que la sintomatología y, sobre todo, la importancia de la colaboración entre la medicina moderna de los protocolos sanitarios y la medicina holística — por desgracia, todavía definida como alternativa — que en realidad cuenta con varios siglos de práctica y milenios de evolución, si tenemos en cuenta sus orígenes más antiguos.

En este caso, se destaca cómo la irradiación orgónica en ciertos canales — no necesariamente el del pulmón — puede aumentar la saturación de oxígeno con tan solo un primer tratamiento.

Esto puede explicarse por el aumento de la carga energética en las zonas dedicadas al intercambio gaseoso; siguiendo la ley del potencial inverso, el cuerpo con mayor carga energética absorbe energía y, en consecuencia, también oxígeno del aire. El hecho de que no sea necesario tratar el canal del pulmón subraya que el acto de respirar no depende exclusivamente del pulmón como órgano, sino de una interrelación aún más compleja de órganos y sus canales energéticos.

Junto con el caso anterior, esto nos ofrece una oportunidad única y excepcional para tratar insuficiencias orgánicas que, como ya se ha mencionado, para la medicina moderna solo pueden *solucionarse* mediante un trasplante.

Enfermedades autoinmunes

Podemos definir la enfermedad autoinmune como una autoagresión, una especie de cortocircuito de nuestro sistema inmunológico. Hoy en día, el número de enfermedades autoinmunes está en constante aumento. Más de tres cuartas partes de las personas afectadas son mujeres y no hay explicaciones científicas satisfactorias para esta situación, pero sin duda los factores históricos y culturales han influido de manera diferente en las mujeres que en los hombres. Se trata de una situación en la que el mensaje de nuestro sistema inmunológico - que consideramos inteligente - que nos dice que hay que cambiar de rumbo: el estilo de vida actual no es viable. Y, en particular, en el caso de las mujeres, esta autoagresión tiene que ver con tres pilares fundamentales: un miedo subyacente, como el de verse obligada a vivir en un entorno extraño, poco acogedor y a menudo desagradable, es decir, una emoción que se manifiesta como miedo a no estar a la altura, a no gustar, a envejecer, a no ser suficiente, a ser abandonada; el sentimiento de culpa al que se ve abocado un ser asustado, quien acaba sintiéndose responsable de todo acontecimiento percibido como negativo – un sentimiento que, sin duda, tiene sus raíces más profundas en las creencias religiosas dominantes; y por último, la falta de un lenguaje propio de la mujer, que lleva a la imposibilidad de expresar sus sentimientos, sus aspiraciones más íntimas, sus dudas y sus decepciones. En un entorno inadecuado, a menudo hostil y violento, el miedo que desemboca en el sentimiento de culpa conduce a una inhibición crónica de la expresión hacia el exterior, la expresión espontánea de lo femenino creativo, que da, que genera, que cuida. Todo ello es consecuencia de una historia de domesticación, una desidentificación e imposición de roles que ha llevado a la mujer a renunciar a su propio proyecto vital. Solo queda la autoagresión como única posibilidad de expresión de un cuerpo que sufre esta desarmonía humana. Una desarmonía que no puede curarse solo con la química, sobre todo cuando esta se desarrolla y se experimenta principalmente en el ser humano masculino. El cuerpo de la mujer es mucho más complejo porque mucho más compleja es su función dentro de la humanidad, una función que trasciende el puro materialismo en el que se revuelca la sociedad actual.

Leo todo esto entre líneas en los apuntes que tomé durante la recopilación de datos de mis pacientes, cuyas historias de vida son a menudo historias truncadas, proyectos humanos sacrificados, planes de realización amputados, frustraciones cronificadas. Todo ello casi siempre en el silencio de una esperanza de cambio que es uno de los motores íntimos de las mujeres, uno de los motores evolutivos de toda la humanidad.

En general, la remisión de los síntomas en caso de enfermedades autoinmunes es bastante rápida, probablemente debido al hecho de que el sistema inmunológico sufre una grave deficiencia de energía que puede compensarse con la irradiación orgónica. El propio Kavouras (2005) sostiene que el sistema inmunológico y el potencial energético están directamente relacionados. Sin embargo, en lo que respecta a las causas, es necesario un proceso más largo, ya que, como ya hemos mencionado, en la base de las enfermedades autoinmunes y más allá del género hay causas psicoemocionales profundas. Entre las peculiaridades distintivas de las patologías autoinmunes destaca la frecuente elusión o falta de identificación de su origen profundo. Es como perderse en el laberinto de un gran edificio, un pasillo sin retorno una vez que se ha entrado en él. El resultado nefasto de esta desconexión con la causa es a menudo una adhesión posterior e inconsciente a la consecuencia: la condición de debilitamiento se convierte en el único canal para obtener reconocimiento externo. Así, solo permanecen los efectos — es decir, toda la constelación sintomatológica — inmersos en un círculo vicioso perverso, alimentado por necesidades fundamentales no expresadas e ignoradas por el entorno.

Problemas de tiroides

He tratado varios casos de tiroides y siempre con una mejora del estado de salud. A continuación, expongo dos casos bastante singulares, uno que pude tratar al inicio del desequilibrio hormonal debido a varios factores concomitantes y el otro, por los efectos positivos a pesar de la larga cronicidad del hipotiroidismo grave.

Caso con posible tiroiditis de Riedel

Un hombre de 53 años acudió a mí con un diagnóstico de posible tiroiditis de Riedel, una forma rara de tiroiditis que hace que los tejidos de la tiroides se vuelvan fibrosos. Me contó que llevaba tres meses sufriendo insomnio, falta de concentración mental y dolores articulares en el dedo medio de la mano derecha que se extendían hasta todo el brazo. Los análisis de sangre habían revelado valores tiroideos fuera de lo normal, mientras que una ecografía del cuello indicaba una posible tiroiditis de Riedel. Además, el paciente presentaba valores hepáticos alterados y una inflamación en el oído. El paciente refería haber pasado por un periodo de mucho estrés debido a diversos factores. Lo curioso de toda la historia, que el paciente también había contado a otros médicos consultados sin que estos mostraran el más mínimo interés en el asunto, era que todos los síntomas habían comenzado a partir de una picadura de espina de acacia (Robinia pseudoacacia) en la punta del dedo medio de la mano derecha. Este detalle, en cambio, me parece un elemento más a favor del diagnóstico energético, del que se desprende que el canal del pericardio estába muy desequilibrado. Este canal tiene su origen precisamente en el dedo medio, y las espinas de acacia contienen una dosis mínima de sustancias tóxicas. Es muy probable que la picadura fuera el evento desencadenante debido a la influencia que tuvo en el canal del pericardio. Otro hecho importante que ayuda a comprender la conexión entre el pericardio y la tiroides es que el punto Mo (o punto Mu) del pericardio es el punto 17RM (Shān Zhōng). Este punto se encuentra a mitad de camino entre los dos pezones, a la altura del cuarto espacio intercostal, y es un punto clave en el tratamiento de los problemas de tiroides.

Al día siguiente me iba al extranjero por más de un mes, así que no me quedaba más remedio que dejarle dos proyectores orgónicos al paciente y volver a verlo a mi regreso. El tratamiento completo incluía los siguientes puntos: 17RM, 6P (estos dos puntos debían tratarse 3 veces por semana, mientras que el resto del tratamiento 2 veces por semana), 7C, 6R, alternando con 23R, 8R, y 14V, 18V, 36E, 8P.

A mi regreso, me contó que había utilizado los proyectores orgónicos según lo establecido durante tres semanas, al término de las cuales todos los síntomas habían remitido y los valores tiroideos habían mejorado. Sin embargo, estaba convencido de que la mejora no se debía al tratamiento orgónico, ya que había seguido otras terapias naturales al mismo tiempo. Poco después, sin embargo, la situación volvió a empeorar, por lo que al cabo de un mes aproximadamente volvió a ponerse en contacto conmigo, esta vez decidido a continuar con la terapia orgónica. Tras cinco meses más de tratamiento, el paciente informó de una mejora progresiva de toda la situación. El 13 de junio de 2025 se publicó un artículo completo sobre el caso en The Journal of Psychiatric Orgone Therapy™. Lo encontrará en el enlace:

https://www.psychorgone.com/biopathies-physical-orgone-therapy/case-of-possible-riedels-wooden-thyroiditis-treated-and-healed-with-orgone-irradiation-in-tcm-channels

Véanse los informes médicos en el Apéndice A1.

Caso de hipotiroidismo crónico grave

Este es el caso de una mujer de 53 años con hipotiroidismo grave diagnosticado dos años antes. Presenta dificultades de concentración, fatiga y lentitud psicomotora, dolores óseos y debilidad de los ligamentos. Toma levotiroxina sódica (T4). También tiene algunos trastornos digestivos, como reflujo e intestino perezoso, a lo que se suma sequedad ocular y de las vías respiratorias superiores. Su contesto familiar es difícil, ya che está separada y vive con un hijo alcohólico. Trabaja mucho y sigue una dieta vegana; personalmente, he constatado que, en muchos casos, las carencias alimentarias suelen derivar de este régimen. A pesar de ello, no muestra intención alguna de incorporar productos animales, ni aun por periodos limitados.

En el análisis energético se nota inmediatamente que el pulmón está débil. Con los primeros tratamientos mejora la situación de los ojos y la función digestiva. En cuanto a los diversos dolores óseos, es difícil que mejoren, tanto por el tipo de dieta que sigue como por la irregularidad de las sesiones. De hecho, se realizan un total de veinticinco sesiones, aunque repartidas a lo largo de aproximadamente un año. Lo interesante de este caso es que, cuando acudió a mí, se había aumentado la dosis del medicamento para la tiroides, mientras que en los análisis posteriores el médico consideró oportuno reducirla. Como se ha mencionado anteriormente, esto confirma los efectos beneficiosos de la energía orgónica en los casos de problemas de tiroides. Sin embargo, a menudo me he encontrado con pacientes que tienen dificultades para cambiar sus hábitos alimenticios, laborales y relacionales, que están perjudicando, a veces incluso gravemente, su estado de salud.

En este caso, los puntos más utilizados fueron: 12, 17 y 22RM, 7P, 4B, 11V.

Caso con síndrome de Sjögren

Se trata de una enfermedad autoinmune crónica que afecta principalmente a las glándulas exocrinas, en particular a las glándulas lacrimales y salivales, causando sequedad persistente en los ojos y la boca. Además de esto, la mujer de 48 años, que acudió a mí con este diagnóstico recién formulado por los médicos, también presentaba dolores articulares variables en las muñecas, los hombros, las caderas, las rodillas y los tobillos.

También tenía sequedad vaginal, hinchazón intestinal y trastornos del sueño, además de ausencia de menstruación desde hacía un año. Todos estos síntomas habían aparecido tras un periodo bastante duro. De hecho, acababa de salir de una relación sentimental tóxica, hacía un año que había perdido a su hermano y, a todo ello, se sumaba un entorno laboral bastante estresante. Además, había dejado de practicar footing debido a los dolores y calambres musculares. Durante la primera sesión le trato los puntos 12 y 17RM, 8RM, 5P y 4C y, a la semana siguiente, me cuenta que ha tenido un ataque de llanto inmediatamente después y que nota menos sequedad. También me cuenta que ha tenido sensaciones a nivel uterino, como un movimiento ovulatorio. En las sesiones siguientes se produce una mejora general y la propia paciente me dice un día con tono de asombro: «¡Y los médicos me habían dicho que era incurable!».

Después de siete sesiones, no nos vimos durante aproximadamente un mes y medio por las vacaciones de verano. Persisten el dolor de cadera y aún un poco de hinchazón intestinal, una situación que seguirá mejorando en las pocas sesiones siguientes. Entonces, la propia paciente decide interrumpir el tratamiento.

Como ya se ha observado en general con otros casos tratados de enfermedades autoinmunes, esta experiencia confirma el hecho de que, si se tratan tan pronto como se diagnostican, los resultados no tardan en llegar. En cuanto a los problemas digestivos, cuando hay disbiosis intestinal, suelen ser necesarios entre 3 y 4 meses de tratamiento para obtener una mejora estable y progresiva, pero hablaremos de ello más adelante.

Otros puntos tratados además de los iniciales fueron: 37 y 39E, 22 y 23V.

Trastornos del sistema cardiovascular

Ahora abrimos un capítulo que resultará muy interesante para el lector. Desde los tiempos de Wilhelm Reich siempre se ha recomendado precaución, si no desaconsejado, el uso de la radiación orgónica para personas con problemas cardíacos o hipertensión. Esto se debe a que puede existir el riesgo de aumento de la presión arterial. De hecho, el propio Kavouras (2005) recomienda en estos casos controlar la presión arterial durante las primeras sesiones de irradiación para verificar los efectos beneficiosos de la energía orgónica.

Podemos profundizar un poco más aprovechando las posibilidades diagnósticas de la MTC. De hecho, podemos decir que cuando hay una implicación predominante del reino mutante (elemento) de la Madera, las cosas se complican cuando queremos utilizar la radiación orgónica difusa, es decir, la faja orgónica y la cabina orgónica. El elemento Madera es conocido por su inestabilidad. Y si bien la energía orgónica en la mayoría de los casos es útil para sanar posibles desequilibrios, en algunos de ellos produce efectos indeseados que dependen sobre todo de lo que se denomina una fuga de Yang, generada principalmente por el canal del Hígado, que pertenece al reino mutante de la Madera.

Por lo tanto, pueden aparecer fácilmente efectos como: aumento de la presión arterial, taquicardia, náuseas y dolores de cabeza, eritemas, e incluso crisis de ansiedad. Dicho esto, quiero repetir y subrayar que se trata de casos bastante raros y que, en cualquier caso, pueden tratarse con irradiación en los canales de la MTC. Es más, por lo general, estos tratamientos no solo se pueden realizar siempre, sino que en la mayoría de los casos nos ayudan, con solo unas pocas sesiones, a reequilibrar la situación lo suficiente como para permitir al paciente el uso de otros instrumentos orgónicos. Entre los diversos casos de hipertensión tratados, solo en dos pacientes, fueron necesarios varios tratamientos para restablecer un cierto equilibrio. Y ambos casos presentaban como síntoma un aumento de la presión durante el período estival, cuando en la mayoría de los hipertensos, en cambio, baja debido a la dilatación de los vasos que produce el calor. Otro dato en común de estos dos pacientes, volviendo al diagnóstico de la MTC, era una fuerte debilidad del elemento Metal. Este último, de hecho, armoniza la Madera y sufre en verano, es decir, la estación del Fuego. Por lo tanto, al debilitarse aún más, al no poder armonizar la Madera, se desencadenaban crisis hipertensivas. En estos casos es estrictamente necesario trabajar con el proyector orgónico para fortalecer el Metal y, en concreto, el canal del Pulmón, tratando exclusivamente puntos con gran efecto Yin como, por ejemplo: 7P, 6B, 14H, 6R, 3RM, 22VB.

Dicho esto, entremos ahora en algunas historias más detalladas.

Caso con arritmia cardíaca e hipertensión

Elvira acude a mi consulta, acompañada por su hija, a la edad de 87 años, con tan pocas fuerzas que casi no le permiten hablar. El cuadro es bastante complejo, ya que presenta extrasístole ventricular, hipertensión, ataques de pánico y reflujo gastroesofágico. Los síntomas incluyen frecuentes dolores de cabeza, dolor en el pecho (por el que la paciente había acudido más de una vez a urgencias), dificultad para dormir y sudoración espontánea. Tomaba principalmente un medicamento antihipertensivo y otro con efecto anticoagulante, además de varios productos a base de hierbas y sales de Schussler. Sin embargo, la situación general estaba empeorando, con algunos valores sanguíneos fuera de lo normal y sin posibilidad de salir de ella con las diversas consultas realizadas hasta entonces. El primer tratamiento se realizó de pie porque la paciente también tenía dificultades para acostarse. A los pocos minutos de colocar los tubos en los puntos a tratar, Elvira empezó a hablar espontáneamente diciendo que sentía que este tratamiento le hacía bien. Así comenzó un proceso de casi dos años que vio la remisión de la sintomatología general en los meses siguientes y llevó, gradualmente, primero a la sustitución de los medicamentos con mayores efectos secundarios, luego a la reducción y consiguiente eliminación del antihipertensivo y, finalmente, a la suspensión definitiva del tratamiento anticoagulante. Todo ello se produjo con altibajos, en particular la suspensión del anticoagulante, que normalmente requeriría análisis frecuentes y regulares, pero que se produjo tras una crisis anémica por la que el cardiólogo de referencia suspendió repentinamente el medicamento. Inmediatamente iniciamos tratamientos para recuperar los valores. A continuación se muestran los análisis de sangre de ese periodo, así como el holter inicial, en el que se observa la arritmia cardíaca, y el holter realizado un año y medio después, en el que se observa la ausencia de extrasístoles ventriculares. Para una descripción más detallada del caso, lea el artículo publicado en The Journal of Psychiatric Orgone Therapy en el enlace:

https://www.psychorgone.com/biopathies-physical-orgone-therapy/87-year-old-woman-with-cardiac-arrhythmia-and-hypertension-treated-with-orgone-irradiation

Véanse los informes médicos en el Apéndice A2.

Caso con hipertensión crónica, cirrosis hepática y quiste renal

A continuación, presento el caso de un hombre de 74 años con un cuadro bastante complejo y desequilibrios multiorgánicos. Además de la hipertensión crónica que padece desde hace 15 años y para la que toma un medicamento específico, presenta problemas de audición, insomnio, quistes renales y dificultad para realizar esfuerzos y caminar. Además de todo esto, presenta una cirrosis hepática que resulta ser una debilidad familiar, ya que, según me cuenta, su padre y dos hermanos fallecieron de cirrosis. A esto se suma una compresión de los nervios a nivel lumbar que le causa dolores locales, dolor en el hombro derecho, síndrome del túnel carpiano y calambres frecuentes en las piernas y las manos. Por último, el sujeto también tiene un carácter bastante colérico. La lengua es bastante oscura (índice de la gravedad de la situación general) y el pulso indica principalmente una debilidad del hígado. De hecho, en conjunto hay desequilibrios en las esferas del Agua, de la Madera y del Fuego, con un predominio de la esfera de la Madera.

Acordamos realizar tratamientos semanales a domicilio, ya que no es posible realizarlos con mayor frecuencia. Con los primeros tratamientos, el paciente informa de que no nota mejoras, sino que, al contrario, a veces afirma notar un aumento de los dolores después del tratamiento. En la séptima sesión se siente mejor, aunque al cabo de un tiempo los dolores vuelven a aparecer. Después de diez sesiones, los calambres, que originalmente eran muy frecuentes durante el día, comienzan a mejorar. La presión se regulariza y también comienza a mejorar el sueño. Desgraciadamente, poco después se interrumpen los tratamientos y, meses más tarde, me entero de que la situación hepática requerirá una hospitalización.

Problemas articulares

A continuación, expongo una serie de casos que me han llegado principalmente por problemas articulares, aunque en el cuadro general también hay otras patologías importantes. Por lo general, los problemas articulares, independientemente de su causa, siempre obtienen excelentes resultados. La única situación en la que no he conseguido grandes mejoras es cuando me he encontrado ante una estenosis espinal.

Comencemos con cuatro casos de dolor de hombro con causas muy diferentes entre sí.

Caso con lesión de alto grado del manguito rotador

El primero de ellos es el de una enfermera de 49 años que acudió principalmente porque presentaba fuertes dolores en el hombro derecho como consecuencia de un grave desgaste del manguito rotador. En la ecografía, se observó que los tendones estaban lesionados en un 90 %, por lo que los médicos le ofrecieron como única solución la intervención quirúrgica. Unos meses antes ya se había sometido a una intervención en la zona cervical, ya que padecía el síndrome de Brown-Séquard, con la consiguiente formación de un quiste paravertebral. Tras la intervención, sin embargo, presentó dificultades para mover el cuello y anestesia táctil en la mano izquierda y térmica en la derecha, lo que a veces le provocaba accidentes domésticos, como caídas de objetos o quemaduras. Además, también me mencionó un dolor en la rodilla derecha tras practicar yoga.

Comenzamos un ciclo de sesiones con una frecuencia de dos sesiones por semana. Además, le recomiendo a la paciente que utilice un cinturón orgónico para el hombro durante la noche. Ya desde las primeras sesiones, ella nota menos tensión y una disminución del dolor en la rodilla. En la sexta sesión, nota un ardor tanto en el hombro como en la rodilla. Le explico que el ardor suele estar asociado con el restablecimiento del flujo energético y el proceso de curación de los tejidos lesionados. Posteriormente, el ardor estará presente tanto al colocar los tubos del proyector orgónico como al usar el cinturón orgónico en casa.

El ardor suele estar asociado con el restablecimiento del flujo energético y al proceso de curación de los tejidos lesionados.

Durante la undécima sesión me cuenta que ha vuelto a trabajar; dos sesiones más tarde, añade que puede levantar el brazo. Más tarde me dirá que puede dormir sobre el lado del hombro dolorido, sin tener problemas posteriormente. Las mejoras continúan hasta el restablecimiento completo de la movilidad de la extremidad.

En estos casos, el tratamiento suele consistir en la combinación de tres puntos, entre los que se encuentra un punto local, que suele ser el 15IG, el punto Ho o mar (11IG) y el punto Ting o pozo (1IG), que deben colocarse en este orden preciso, con el fin de atraer una concentración de energía hacia el canal destinada a la restauración de los tejidos. Esta combinación de puntos también se puede realizar en otros canales que irrigan el hombro, como el del Triple Calentador o el del Intestino Delgado. Cuando el paciente llega a sentir ardor en la articulación, suele ser una buena señal, ya que significa que el trabajo de restauración de la misma ha comenzado.

Dos años después, la paciente me envió este testimonio.

> Como enfermera, cuando la ecografía mostró una lesión del manguito rotador al 90 %, sabía muy bien lo que significaba: la cirugía parecía la única opción. Entre las secuelas del síndrome de Brown-Séquard y los dolores de rodilla, mi movilidad estaba realmente comprometida. Pero quienes me conocen saben que nunca pierdo la sonrisa, ¡así que decidí probar el tratamiento orgónico!
>
> Ha sido un viaje increíble. Todavía recuerdo ese intenso ardor durante las sesiones en la zona alrededor de los puntos tratados. Como profesional de la salud, sabía que los tejidos estaban reaccionando, ¡era la señal de que se estaba restableciendo el flujo energético! Gracias a las sesiones y al uso constante de la faja nocturna, los resultados han sido sorprendentes: he vuelto a trabajar y a mover el brazo libremente.
>
> Hoy, dos años después, puedo decir con alegría que ya no he vuelto a tener ningún dolor por la lesión en el hombro. Aunque sigo conviviendo con mi tensión crónica en la zona cervical, mi calidad de vida ha renacido. Por fin duermo sobre el lado derecho y afronto los días con mi habitual energía.

Ver informes médicos en el Apéndice A3.

Caso singular con hombro congelado

El siguiente es el caso de una mujer de 63 años que acude a mi consulta porque desde hace unos tres meses tiene dolores en el hombro izquierdo tan intensos que no puede levantarlo. Acude a mí después de haber consultado a otros profesionales y de haber probado otras metodologías, entre ellas la osteopatía, sin haber obtenido ninguna mejoría. Se siente bastante abatida también por el gasto económico que ya ha supuesto.

No parece haber ninguna causa evidente para su sufrimiento, pero algo me hace intuir un posible desequilibrio energético —que luego se confirmará al palparle el pulso— que se originó en una intervención quirúrgica realizada dieciséis años antes tras una caída mientras esquiaba. El accidente le provocó una fractura compleja que requirió la instalación de una placa permanente en forma de L entre la tibia y el peroné. Esta placa metálica estaba provocando una pérdida de energía del canal del estómago en favor del canal de la vesícula biliar, dejando al primero sin la energía suficiente para irrigar el resto del canal, que llega hasta la cabeza pasando por el hombro.

Adopté un tratamiento bastante inusual que consistía en un trasvase de energía de un canal a otro, es decir, del 37VB al 42E, es decir, del canal con exceso de energía al que tenía deficiencia, combinándolo con otros puntos del canal del estómago, en particular el 38E, que es un punto muy indicado para el brazo congelado. Su nombre alquímico es «Apertura regular rítmica».

El tratamiento resultó eficaz de inmediato y, en cinco sesiones, la mujer recuperó la funcionalidad del brazo.

Caso de dolor en el hombro causado por un marcapasos

Este es el caso de una mujer de 72 años que acude a mí principalmente por una serie de dolores articulares, en particular fuertes dolores en el hombro izquierdo, que empeoraron con la implantación de un marcapasos. Presenta lesiones en el tendón supraespinoso y algunas microcalcificaciones. El cuadro general es bastante complejo, ya que el año anterior se sometió a otra intervención por calcificación de la válvula mitral, de la que ya había sido operada cuando era niña. Además, cuatro años antes le habían extirpado la vesícula biliar por un tumor. Sufre de insomnio y dolores en la zona cervical y lumbar. Está bajo polifarmacia que incluye un antiarrítmico, un anticoagulante, un medicamento para la hiperuricemia y un gastroprotector. Además de todo esto, tiene fuertes dolores postprandiales, como «pinchazos» en la zona de la incisión de la operación de vesícula biliar. De hecho, tras realizar análisis exhaustivos, no se detecta ninguna alteración, por lo que los médicos concluyen que se trata de dolores derivados del síndrome de adherencias. Este cuadro clínico consiste en la formación de bridas fibrosas postoperatorias que conectan tejidos de forma anormal, provocando dolor crónico.

En estos casos, se intenta realizar un tratamiento que se centre principalmente en reducir las molestias más graves, ya que existe un desequilibrio sistémico que requiere varios meses de tratamiento. Por lo tanto, comenzamos a trabajar principalmente en los dolores de hombro, para lo cual utilizo la combinación de los puntos 15IG, 11IG y 1IG. Además, poco después le proporciono a la paciente un cinturón orgónico para el hombro y le recomiendo que lo use durante toda la noche y también un poco durante el día. Con este cinurón, le aconsejo que empiece con sesiones cortas y que observe si nota que le afecta la actividad cardíaca. En realidad, nunca le causará ningún problema. En cuanto al síndrome adherencial, utilizo los puntos 12, 13 y 10 del Vaso Concepción (RM), que corresponden a los centros Jiao de la forma, muy indicados precisamente porque se trata de una alteración estructural. Los resultados, tanto para el hombro como para los dolores en el hipocondrio derecho, no tardan en llegar. Sin embargo, en el momento de escribir este artículo, el caso sigue en tratamiento. Si el paciente colabora, el próximo objetivo será la eliminación de algunos medicamentos que actualmente le causan no pocas dificultades a nivel sistémico. De lo contrario, creo que será difícil obtener mejoras permanentes.

Caso con dolor cervical y epicondilitis

Un hombre de 43 años acude a mí con fuertes dolores en el cuello y epicondilitis. A esto se suman hormigueo en las manos, dolores en las muñecas y falta de energía. Todo ello probablemente causado también por su trabajo como albañil, que le lleva a realizar esfuerzos repetitivos y a adoptar posturas bastante incómodas. Comenzamos un ciclo de tratamientos con sesiones semanales y las mejoras no tardan en llegar. De hecho, ya en la segunda sesión, el paciente me informa de que ha notado una mejora en las muñecas. En la quinta sesión, me dice que el codo está mejor. En la octava, también el cuello comienza a mejorar. En la duodécima sesión, la situación general ha mejorado completamente y también ha recuperado la energía.

En este caso, los puntos tratados con mayor efecto fueron el 34VB, considerado el punto maestro de los músculos y tendones, y que siempre es importante utilizar cuando hay fuertes tensiones musculares, en particular las cervicales; y luego, para el brazo y la epicondilitis, el 8ID como punto local, combinado con el 3ID, tanto por ser un punto del mismo canal como por ser un punto de apertura del canal Tou Mai y, por lo tanto, un punto energizante de fuerte irrigación espinal.

Caso con dolor en el pie

Se trata de una mujer que en ese momento tenía 65 años y que me consulta principalmente por un dolor que tiene debajo del talón y que, obviamente, le causa muchos problemas en el trabajo (es fisioterapeuta) y en una de sus aficiones favoritas: la danza. También presenta dolores lumbares y, además, un prolapso de la vejiga (cistocele) causado por una operación de útero. La mujer es diabética desde hace casi veinte años. Nos centramos en el problema principal, es decir, el del pie, pero noto una debilidad en el canal de la vejiga, que representa el eslabón entre el dolor en el pie (el canal parte del dedo meñique y pasa por la parte externa del pie), los dolores lumbares (la vejiga es la que principalmente irriga la espalda) y, obviamente, el cistocele. En el pulso, los canales del corazón, el hígado y la vejiga están débiles.

En la primera sesión trato los puntos: 3, 4, 12 y 14RM, 8H en dispersión y armonización, 23, 28, 63 y 67V y el 8B.

Después de tres sesiones, los síntomas debidos al descenso de la vejiga también comienzan a mejorar. En general, me cuenta que le cuesta controlar la ira y que, cuando esto ocurre, le aumenta el dolor en el pie y tiene episodios de diarrea. Mientras tanto, sigue acudiendo a consultas médicas relacionadas con el dolor en el pie y, en diferentes momentos, le diagnostican primero una espina calcánea y luego también una enfermedad autoinmune no bien definida. Sin embargo, yo sigo con mis tratamientos porque ya han producido mejoras, lo que me hace intuir que habrá otras. De hecho, el pie sigue mejorando y, tras unas quince sesiones, la paciente me cuenta que ha ido a bailar.

He tenido varios pacientes con dolores en los pies difíciles de atribuir a causas mecánicas. Dado que, según la anatomía energética y la reflexología podal, el pie se considera un centro de reflexión de todas las partes del cuerpo, hay que entender que muchos dolores inexplicables pueden ser simplemente una señal de alarma de ciertas debilidades energéticas. Personalmente, irrigo en varios puntos el canal o los canales que resultan débiles, teniendo en cuenta que por el pie pasan seis canales energéticos. Al hacerlo, siempre he obtenido buenos resultados. Estos pueden tardar en llegar en presencia de osteofitos o incluso debido al estrés diario que sufre el pie, debido a un calzado inadecuado y a la postura erguida durante muchas horas al día. En estos casos, también se puede combinar el uso de una faja orgónica durante la noche.

Caso con dolores sacros postraumáticos

Este es el caso de una mujer de 57 años que acude a mí por dolores en el sacro, el coxis y la columna cervical, consecuencia de un accidente de coche ocurrido hace 23 años. La mujer también presenta dolor en la rodilla derecha. Además, es una paciente hipertensa que está pasando por la menopausia y tiene dificultades económicas que influyen considerablemente en su estado de ánimo. En la primera sesión trato los siguientes puntos: 6MC, 8H, 34VB, 5TR, 3ID, 4 y 6B. A la semana siguiente me dice que tanto el coxis como la rodilla están mejor. Empiezo a tratar también los puntos 2, 3 y 4TM y los puntos Ba Liao correspondientes a los orificios sacros. Hacemos un total de ocho sesiones, al final de las cuales ya no tiene dolor en la región sacra ni en el coxis.

Este es un ejemplo de cómo a veces bastan pequeñas intervenciones energéticas para reequilibrar las secuelas de los choques físicos. Así como el uso de la faja orgónica puede ser un excelente remedio inmediatamente después de un accidente, el uso del proyector orgónico puede ser muy eficaz incluso años después, ya que centra el tratamiento directamente en el desequilibrio energético que, a menudo, aumenta progresivamente con el tiempo.

Caso con lipoma espinal y dolores del nervio ciático

El siguiente caso es el de un hombre de 60 años que acude a mí principalmente por un lipoma que le diagnosticaron hace más de veinte años y que le provoca inflamación del nervio ciático y de la vejiga, lo que le causa dificultades para orinar. A lo largo de los años ha probado muchas terapias, pero ninguna ha cambiado mucho la situación. Además, ha tenido que abandonar su gran pasión por el tenis debido a los dolores en el codo, el hombro y la rodilla del lado derecho. También sufre de soledad, ya que se ha mudado recientemente a una nueva ciudad y, en parte debido a experiencias desagradables vividas en el pasado, no consigue entablar una relación con una mujer, algo que, sin embargo, desea profundamente.

Su hipertensión se ha regulado con medicamentos que lleva tomando desde hace seis años.

Empezamos a trabajar en todos estos aspectos. Se trata de un hombre con una gran sensibilidad energética y, de hecho, desde las primeras sesiones, me cuenta que tiene buenas sensaciones. Después de unas semanas, la situación cambia radicalmente. El lipoma, salvo algún episodio esporádico, ya no le molesta: ha vuelto a orinar con normalidad. También se siente mejor de ánimo y yo mismo lo veo mucho más abierto y desinhibido. Un día me dice: «¡Si te hubiera conocido hace años, me habría ahorrado mucho dinero y terapias!». Después de otras sesiones, vuelve a jugar al tenis y lo hace con una presencia asidua y prolongada en la pista, tanto que, según me cuenta, incluso sus compañeros de juego se sorprenden. El dolor en el codo y el hombro es variable: se desplaza, pero persiste, aunque con menos intensidad.

Sin embargo, tras otras sesiones, se reduce notablemente hasta desaparecer. En algunas sesiones también me habla de su estado de ánimo, de sus situaciones familiares que le causan ira, frustración y un persistente remordimiento.

En cuanto al tratamiento, utilicé los siguientes puntos:

Para el lipoma, principalmente puntos del bazo-páncreas como el 4, el 6 y el 9B y el Ben Shen 49V correspondiente, así como el 3 y el 4TM, además del 17 y el 3RM.

En cuanto al brazo, utilicé principalmente puntos del canal C, que resultaba débil en el pulso: 1, 2, 3 y 8C.

Después de unos cuatro meses, interrumpimos las sesiones por decisión suya y, para mi sorpresa, seis meses después, me envía algunos audios en los que me cuenta que quería esperar unos meses antes de darme su opinión, y que esta era positiva porque ya no tenía problemas en el codo y, tras una ecografía, se había comprobado que el lipoma había desaparecido.

Véanse los informes médicos en el Apéndice A4.

Problemas del aparato digestivo

Vivimos en una época de abundancia material, al menos entre algunos pueblos y en algunas zonas del planeta. Esto también ha provocado un cambio en la dieta que, aparte de las diferentes sustancias contaminantes que todavía se utilizan en el cultivo, la transformación y la producción de alimentos, también ha sufrido un desarraigo del lugar donde se vive, dando acceso a materias primas procedentes de todo el mundo. Esto ha hecho que se pierda una conexión importante, de tipo energético, con la tierra y con las necesidades nutricionales que dependen principalmente del lugar donde vivimos y de las actividades que realizamos en él. Ayer mismo, hablando con un vecino mío de setenta años (y aún sin saber que escribiría estas líneas), reflexionábamos sobre la mayor sobriedad de la dieta del pasado, sobre el hecho de caminar mucho (porque aún no había tantos coches como ahora) y sobre la longevidad de gran parte de esas personas que hoy alcanzan los cien años y más, al menos en la zona donde vivo.

En términos energéticos, los alimentos deben estar vivos y ser nutritivos precisamente por la estructura energética de nuestro cuerpo material.

Además, hoy sabemos que nuestro intestino posee el sistema nervioso más extenso y complejo fuera de nuestro cerebro, con funciones que van mucho más allá de la digestión. Además, dada su función hormonal y de comunicación constante con el cerebro, está directamente conectado con nuestro estado de ánimo, con una influencia recíproca y bidireccional con el mismo. Todo ello para reiterar la importancia de poder ofrecer a nuestro cuerpo una calidad y variedad de ingredientes que va más allá de lo que se indica en las etiquetas, además de una dedicación en términos de tiempo que debería rozar lo ritual. Todo esto, en las tradiciones que presentan las dietas más saludables del mundo, como la mediterránea y la japonesa, reconocidas internacional y científicamente por sus beneficios, sigue muy presente, sobre todo en las zonas que no se han visto afectadas por el frenesí moderno. Sin embargo, es algo que hay que recuperar a nivel individual, en caso de no haber crecido con un determinado tipo de cultura alimentaria.

En mi consulta, la mayoría de las personas acude con problemas digestivos de diversa gravedad. Para algunas, se trata de un factor que condiciona en gran medida su salud física. Y esto independientemente del tipo de dieta que, hoy en día, por desgracia, tiende a perder variedad con la infundada convicción de que eliminar ingredientes es mejor. Todos los problemas de intolerancias alimentarias se deben a menudo a una mala gestión de la producción. Las explotaciones ganaderas intensivas y artificiales son la causa de la mala calidad de los productos animales, por lo que, si se quiere proteger una cierta ética, hay que reivindicar prácticas respetuosas en lugar de limitarse a eliminar ciertos ingredientes de la dieta. Además, las normativas vigentes, debido a una exigencia excesiva de higiene, a menudo impiden la producción de alimentos tradicionales que, sin embargo, son elementos muy importantes en la dieta diaria. Basta pensar en la prohibición de producir ciertos alimentos fermentados en favor de la esterilización total, privando así a nuestro organismo de enzimas y bacterias que son elementos fundamentales para nuestro bienestar intestinal y para el funcionamiento equilibrado de nuestros órganos (Nagel, 2012).

Las repercusiones de una dieta inadecuada a largo plazo se manifiestan en el sistema nervioso, el sistema muscular y el esquelético, perjudicando nuestras capacidades físicas y mentales. Pero este es un mecanismo que ya observamos en los recién nacidos: cuando se ven sometidos a cierto estrés y se contraen energéticamente, lo primero que falla es la función digestiva. No hay nada de qué sorprenderse: se trata de escuchar más a nuestro cuerpo, a diario, en cada comida, diría que en cada bocado, prestando atención a lo que realmente le atrae, prestando menos atención a nuestra mente y a las teorías que surgen de vez en cuando para sustituir a otras.

En la mayoría de los casos tratados, el hígado puede ser el órgano energéticamente débil que está afectando al buen funcionamiento digestivo, dadas sus numerosas implicaciones en el proceso. Y es precisamente nuestro hígado el que se desequilibra cuando vivimos períodos de frustración prolongada e importante, o crisis de ira profundamente impactantes.

En otros casos, o junto con lo anterior, a menudo también hay un cierto grado de disbiosis intestinal. Esta última puede ser consecuencia de largos periodos de alimentación inadecuada, pero también de estados de ánimo desfavorables, ya que, como ya se ha mencionado, las emociones y las buenas relaciones también son una importante fuente de nutrición.

No voy a citar aquí casos concretos, pero algunos puntos que es importante tratar en estas situaciones son:

Para reequilibrar la madera (hígado y vesícula biliar): 14H, 8H, 3H. A veces es necesario tratarlos en dispersión o armonización (véase el apartado sobre la manipulación de los puntos) porque se trata de frustración y rabia acumuladas que se retienen energéticamente a nivel del hígado; al hacerlo, este órgano retiene la sangre, lo que se puede observar en la lengua pálida, que obviamente serviría para irrigar otros órganos y funciones, como el estómago y los intestinos. Otro punto clave, también en casos de meteorismo, es el 34VB. Hay que tener en cuenta que la ira y la frustración también suelen estar en el origen del lodo y los cálculos biliares, lo que explica por qué se realizan tantas colecistectomías.

Para reequilibrar la flora intestinal nos ayudan dos puntos muy importantes: el 37E y el 39E. Se trata de los llamados «puntos vacíos», porque en su nombre chino aparece el ideograma de «vacío». De hecho, tienen la capacidad de generar vacío, en este caso en las vísceras del intestino delgado e intestino grueso, pero este vacío no solo tiene que ver con el bolo alimenticio: también se trata de un vacío de pensamientos obsesivos, emociones estancadas, palabras no dichas, decisiones no tomadas, todas situaciones que afectan directamente a nuestro segundo cerebro.

Otros puntos importantes son el 12RM, el 4RM y el 25E, que afectan a todas las dificultades estructurales del estómago, el intestino delgado y el intestino grueso. El 21, el 25 y el 27V, por su parte, aportan energía y armonizan su funcionamiento.

Obviamente, un tratamiento individualizado requiere un diagnóstico previo, me gustaría recordarlo, y siempre hay que trabajar sobre la causa, que puede ser muy diferente de una persona a otra. También hay que tener en cuenta que, en general, con una dieta adecuada, primero hay que trabajar durante algunos meses para poder restablecer una buena función intestinal que no ceda ante pequeñas excepciones que siempre pueden ocurrir. Y lo repito: por dieta adecuada me refiero a una dieta que no se basa en teorías o conceptos mentales, sino en un profundo conocimiento de nuestro cuerpo, por lo que se trata, obviamente, de dietas subjetivas y no de protocolos genéricos. Añado además que el ayuno siempre ha demostrado su eficacia, aunque solo sea por el simple hecho de permitir un respiro a nuestro aparato digestivo, aunque no todas las personas están predispuestas a realizar ayunos prolongados. Por esta razón, una vez más, hay que saber escuchar al propio cuerpo más allá de todas las teorías sobre dietas y ayunos y, tal vez, cuando sea más conveniente, practicar lo que hoy se denomina ayuno intermitente. Esto en lo que respecta a los problemas estrictamente relacionados con el aparato digestivo, porque en otras situaciones he visto a personas emprender por iniciativa propia dietas especiales y empeorar drásticamente su condición, por ejemplo, en casos de cáncer, infecciones sistémicas o algunas enfermedades autoinmunes. Esto me ha llevado a comprender que no siempre existe una correlación directa entre la pérdida de peso y un proceso de curación. Probablemente, en algunos casos, el ayuno vuelve a poner en circulación ciertas sustancias de desecho acumuladas que, sin embargo, no son expulsadas por el organismo, sino que alimentan los focos patológicos. En otros casos, en cambio, el problema radica en ciertas creencias dietéticas que llevan a eliminar determinados alimentos que, por el contrario, son fundamentales para el correcto funcionamiento de ciertos procesos orgánicos.

Agujeros energéticos

A continuación, presento dos casos muy diferentes entre sí, pero con una causa común, es decir, intervenciones invasivas repetidas en la misma zona que han causado un agujero en el campo energético con el consiguiente desarrollo de diversos síntomas. Por agujero energético se entiende una situación en la que la persona pierde constantemente energía de una zona concreta del cuerpo, una especie de herida energética hemorrágica. Dependiendo de la zona, los efectos resultantes pueden estar estrechamente relacionados con el punto o puntos de la medicina china presentes en esa zona. Para lograr una mejora en estos casos, es importante irradiar la zona con energía orgónica. Kavouras (2005) recomienda el uso de la cabina orgónica en estos casos, aunque también se pueden obtener mejoras solo con el proyector orgónico. La cabina orgónica en estos casos estimula y refuerza todo el campo energético de la persona, permitiendo así la cicatrización de la herida energética.

Caso de diarrea crónica tras una intervención quirúrgica en el intestino delgado

El primero de ellos es el de una mujer de 45 años que tres años antes había sido sometida a dos intervenciones quirúrgicas en el intestino delgado con un intervalo de aproximadamente un mes por obstrucción intestinal, cuya causa, según los médicos, probablemente fuera la endometriosis. Desde entonces, su digestión nunca fue buena, con diarrea continua. Y si al principio los médicos justificaban su situación como una consecuencia de la intervención, tres años después ya no era normal. No faltaban las molestias a nivel social, ya que no podía estar muchas horas en lugares sin baños y no podía comer cualquier cosa para evitar empeorar la situación. Acudió a mí porque había notado una mejora con el simple uso de la faja orgónica durante una de mis conferencias. Desgraciadamente, en las sesiones siguientes, irradiando los canales de la MTC, las mejoras nunca fueron estables, porque inicialmente no había tenido en cuenta la posibilidad de un agujero energético situado exactamente a la altura del 4RM, que representa el punto Mo (o Mu) del intestino delgado, es decir, el punto relacionado con su estructura material sobre la que, en nuestro caso, se había realizado una doble intervención. Este es solo uno de los varios casos que he podido observar en los que las intervenciones repetidas en un breve periodo de tiempo y en la misma zona no hacen más que causar un fuerte desequilibrio o incluso un agujero energético.

En el caso que nos ocupa, cuando llegué a la conclusión de que se trataba de un agujero energético, lamentablemente la paciente decidió interrumpir los tratamientos. Durante los tratamientos, había notado que tenía el pulso acelerado (entre otras cosas, en la MTC, el intestino delgado forma un canal unitario con el corazón) y temía que estuviera sufriendo graves desequilibrios fisiológicos por la falta de absorción de líquidos y nutrientes, por lo que le recomendé que se hiciera ciertas pruebas. Sin embargo, no me hizo caso y, lamentablemente, meses después de interrumpir los tratamientos, supe que había sufrido una anemia grave.

Caso con graves trastornos multisistémicos

Presentaré este caso a través del testimonio directo de la paciente, una mujer de 50 años que vive en España y a la que pude ver aproximadamente cada 3-4 meses. El tratamiento se llevó a cabo con dos proyectores orgónicos en su domicilio, con la ayuda de un acupuntor profesional que facilitó enormemente el uso de los dispositivos.

Yo, B.M.B., considero que mi experiencia con el orgón ha sido absolutamente crucial para mi vida. Siento una inmensa gratitud por las máquinas orgónicas, por la faja y por M.A.T., el terapeuta que gestiona mi tratamiento —el acupuntor profesional que ayudó a realizar los tratamientos en casa—. Mi historial médico se precipitó durante el embarazo de mi segunda hija, marcado por una amenaza de parto prematuro y una pielonefritis por la que literalmente morí, llegando a verme desde arriba y necesitando reanimación; desde ese momento perdí mucha energía. Esta situación se agravó seis años después con una segunda pielonefritis durante el embarazo de mi tercer hijo, que volvió a requerir reanimación. Aunque me propusieron abortar para intentar salvarme el riñón, me negué y, gracias también al Reiki, conseguimos llegar a la semana 32. Sin embargo, desde ese momento desarrollé lupus y numerosos problemas autoinmunes, acompañados de una terrible falta de energía y bradicardia. Me diagnosticaron un síndrome de sensibilidad central grave, además de los síndromes de Raynaud y Marfan, con una pérdida de visión del 5 %, de audición del 60 % y complicaciones que incluyen SIBO,[9] , dispepsia y problemas genitourinarios. Aunque la medicina convencional ya no podía hacer nada por mí —los médicos me sugerían con compasión que no volviera, ya que no tenían nada nuevo que ofrecerme—, nunca me rendí, atribuyendo su impotencia a la falta de conocimiento de técnicas ya existentes pero ajenas a la medicina occidental.

Así descubrí el orgón, que me permitió hacer frente a mis carencias energéticas gracias a una fuente de energía externa proporcionada por los proyectores orgónicos, en lugar de simplemente reequilibrar la mía, como hacen muchas terapias energéticas. Gracias a mi sensibilidad, percibo perfectamente cómo la energía se mueve a través de mis canales, tonificando los puntos y liberando las tensiones. El 15 de febrero de 2025 comencé el tratamiento con M.A.T. utilizando dos

[9] SIBO es el acrónimo de *Small Intestinal Bacterial Overgrowth*, traducido al español como sobrecrecimiento bacteriano en el intestino delgado. Representa una condición clínica en la que se produce una proliferación anómala y excesiva de bacterias en el tracto del intestino delgado.

dispositivos «Orgone Ray 20». El recorrido inicial incluía ciclos en los puntos 4RM, 6RM y 9R, seguidos de 6MC y 16R, 8TR y 1IG, 22V y 23V, 2VG, 3TM, 4TM y 11TM, y concluyendo con 13H y 6B. También fue conveniente realizar tres tratamientos de los puntos Koan[10] para regular el pulso. En abril, se modificó el ciclo incluyendo los puntos 3RM, 4RM, 8RM y 17RM, 7R y 57V, alternando este último en cada ciclo con el 64V, 25VB y 14H, 6B y 34VB, además del 3TM y el 4TM. Después de tres ciclos de este tratamiento y la repetición de los Koan, me sentía mucho mejor. El sueño mejoró. Por primera vez en varios años, los análisis de orina mostraron ausencia de proteínas y nitritos. En mayo, el tratamiento se perfeccionó aún más con secuencias en los puntos 8R alternados con 9R (en lugar del anterior 7R), 4B alternados con 6B, 41VB, 43V alternados con 22V, terminando con 15IG y 30E. Tres meses después del inicio, las pruebas de biorresonancia confirmaron que mis niveles de energía, que solían estar entre el 25 % y el 37 %, habían aumentado de forma estable por encima del 65 %, lo que ponía de manifiesto un aumento vital en todos los órganos. Dormir con la faja orgónica estabilizó mi sistema nervioso autónomo, eliminando las parasomnias y los espasmos y reduciendo el nivel de alerta durante el sueño. Desde septiembre de 2025 he podido suspender la medicación habitual y, a pesar de algunos episodios críticos, me he recuperado solo con el orgón. Actualmente continúo con una fase de mantenimiento gestionada por M.A.T. en los puntos 3TM, 4TM, 23V, 6B y 4IG, integrando el uso de gafas específicas combinadas con el punto 3H para la vista. En definitiva, he disfrutado de una mejora importante tanto en mi nivel de energía como en la curación de la funcionalidad de muchos de mis órganos, incluida la curación de mi arritmia, la mejora de mis infecciones crónicas de orina, la desaparición de la proteinuria en mis análisis, la reducción de la inflamación del hígado y la estabilización de mi sistema nervioso autónomo.

[10] Los puntos Koan están formados por los pares 11IG y 36E para otoño-invierno y 4IG y 3H para primavera-verano. Se trata de un tratamiento que produce una regulación energética general y profunda, cuyo efecto se evidencia sobre todo en la palpación del pulso, que, tras el tratamiento, muestra sus características propias. En este caso, se aplicó precisamente porque el pulso denotaba desequilibrios energéticos difíciles de descifrar.

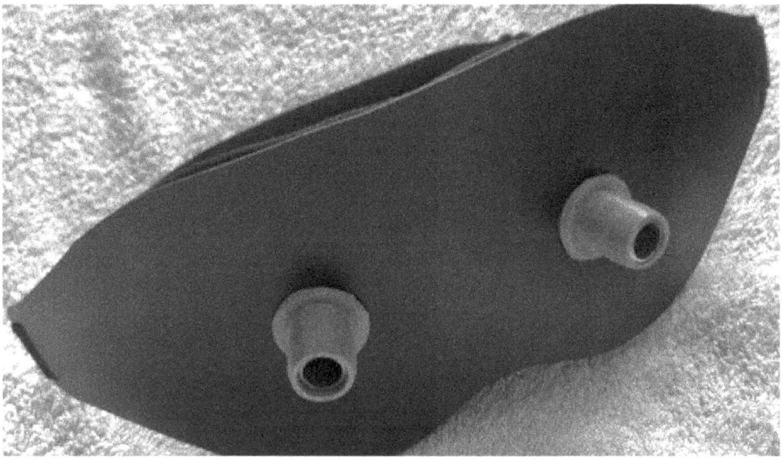

Fig. 20: Gafas para irradiar los ojos con el proyector orgónico.

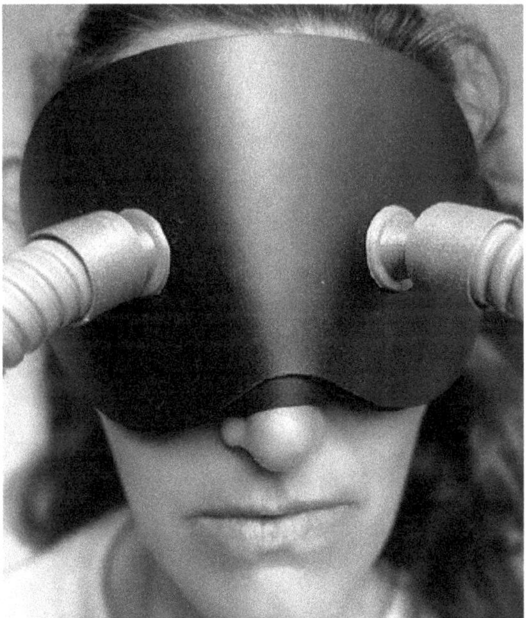

Fig. 21: Uso de las gafas para irradiar los ojos con el proyector orgónico.

Véanse los informes médicos en el apéndice A5.

Nota del autor: He incluido este caso en el capítulo sobre los agujeros energéticos porque un dato central, en mi opinión muy importante, fue el hecho de que durante el parto de su último hijo, tras el cual la situación general empeoró notablemente, en el intento de practicar la epidural se realizaron más de veinte pinchazos para encontrar el punto adecuado. En la zona donde se practica esta anestesia se encuentran puntos resonantes cruciales que alimentan el sistema energético de la persona, relacionados de hecho con el Triple Calentador y el Riñón. Estamos hablando de dos vectores energéticos que están íntimamente relacionados con todo el cuadro sintomático, incluida la pérdida de visión y audición, así como el síndrome de Marfan. Dado el cuadro energético ya débil de la paciente, el intento de insertar y reposicionar una aguja varias veces puede causar fácilmente un agujero energético.

Hay que añadir otra mejora obtenida y confirmada por la paciente justo cuando terminaba este libro: una clara disminución de las luxaciones de hombros (síndrome de Marfan) que antes se producían varias veces al día, mientras que en este momento, y durante todo un mes, han sido muy poco frecuentes.

Enfermedades tumorales

Caso de cáncer óseo

Esta es la historia bastante singular de una mujer de 57 años que al nacer presenta un timo agrandado, por lo que a los seis meses ya se somete a cobalterapia.

A los 19 años, sufrió ataques de pánico durante tres años. Después de los treinta, desarrolló algunas neoplasias, por lo que recibió quimioterapia hormonal. Posteriormente, presentó pólipos endometriales, por lo que se sometió a una extirpación del útero y los ovarios. A los 42 años, le diagnosticaron fibromialgia. Dormía muy mal y presentaba extrasístoles. A nivel digestivo, padecía gastritis crónica y reflujo. En el pasado también había sufrido cistitis hemorrágica. Tres años antes de mi visita, desarrolló un dolor en la pierna izquierda que resultó ser consecuencia de un tumor óseo en la pelvis. Actualmente presenta un tumor óseo en las primeras vértebras torácicas, por lo que está recibiendo radioterapia focalizada.

Dado que la mujer viene de lejos, acordamos realizar tres sesiones consecutivas. Después de la primera sesión, le proporciono también una faja orgónica que utilizará durante la noche.

Al día siguiente me dice que ha dormido muy bien. Después de las tres sesiones, se equipa con dos proyectores orgónicos que utilizará en casa tras elaborar el tratamiento más adecuado. Al cabo de unas semanas, también le regalarán una cabina orgónica. Tras aproximadamente un mes de tratamientos, me cuenta que los análisis de sangre muestran un aumento positivo de los glóbulos blancos, que llevaban muchos años bajos y que se controlaban mensualmente para poder continuar con la radioterapia.

Lamentablemente, posteriormente dejará de utilizar los proyectores orgónicos, para los que necesitaba a otra persona, y seguirá utilizando solo la cabina orgónica. El trabajo en general no ha sido constante, pero en el momento de escribir este libro, en una conversación telefónica, dice recordar no solo los beneficios recibidos durante los tratamientos, sino también los efectos energéticos particulares de los proyectores a nivel local.

Caso con glioblastoma cerebral

Este caso clínico analiza la trayectoria de un hombre de 58 años afectado por un glioblastoma IDH-wildtype, un tumor cerebral de grado IV extremadamente agresivo. La historia clínica comienza en febrero de 2024, cuando el sujeto presenta trastornos del habla y cefalea, síntomas que llevan a la realización de una resonancia magnética que revela una lesión temporal izquierda. El 29 de febrero de 2024 se realiza la primera intervención de extirpación mediante craneotomía neuronavegada, seguida en los meses siguientes de ciclos de radioterapia y quimioterapia adyuvante que, hasta agosto de 2024, parecen garantizar un buen control de la enfermedad. Sin embargo, en noviembre de 2024, la aparición de afasia y estado de confusión indica una recidiva de unos 30 mm, lo que hace necesaria una segunda intervención quirúrgica de extirpación, completada en diciembre de 2024.

Sin embargo, el control radiológico de marzo de 2025 muestra una nueva y rápida progresión de la masa, que alcanza los 35 mm y requiere una tercera intervención de craneotomía temporal realizada en abril de 2025.

En mayo del mismo año, asumo el caso del paciente. Dadas las rápidas recidivas, parece oportuno intentarlo.

De la primera entrevista se desprenden problemas previos relacionados con el hígado, la vesícula biliar, los riñones (quistes) y la tiroides.

Su relato pone de relieve una insatisfacción que arrastra desde hace algunos años con respecto al lugar donde vive, que le gustaría cambiar para poder dar rienda suelta a algunas de sus aspiraciones, y una especie de nostalgia por el calor familiar del hogar. De hecho, tiene pareja, pero viven separados y su único hijo, que tuvo con otra mujer, tampoco vive con él.

Para el tratamiento específico del tumor en la cabeza, con el fin de mitigar las consecuencias de la quimioterapia, como la hipertensión y los problemas circulatorios, se irradian los puntos 6B, 4TR, 40VB, 3C, 34VB y 9P. Por último, el protocolo integra un apoyo para las glándulas suprarrenales, debilitadas por el uso prolongado de cortisona, a través de los puntos 41VB (que también actúa sobre los problemas cardíacos), 25VB y 23V. El paciente completa todo el ciclo en casa una vez más utilizando un solo proyector orgónico, irradiando dos puntos a la vez.

En la tercera sesión, dada la formación de un edema en la zona de la intervención, también iniciamos el uso del Dorbuster médico aplicado en la zona superior y posterior del pabellón auricular izquierdo. La sesión con el Dorbuster dura 10 minutos y la hemos repetido semanalmente hasta la fecha.

De hecho, el edema desaparece lentamente y no vuelve a aparecer.

En las semanas siguientes, presenta algunas consecuencias del tratamiento quimioterapéutico, como: inestabilidad de la frecuencia cardíaca, que se controla con un fármaco bicomponente (bisoprolol y perindopril); dolor e hiperqueratosis en los pies, que el paciente mitiga con tratamientos de podología oncológica.

En julio, los oncólogos aumentan la dosis de quimioterapia (regorafenib) a un máximo de 4 comprimidos al día, a pesar de que la resonancia magnética troncoencefálica de finales de junio no muestra nuevas lesiones. Esta nueva dosis debilita mucho a mi paciente, que comienza a mostrar un cansancio pulmonar muy evidente al palparle el pulso.

Aparecen con más intensidad ampollas en los pies y las manos. En una situación de gran debilidad, además de las diversas molestias físicas, finalmente, a mediados de agosto, se reduce la dosis de quimioterapia a 2 comprimidos al día.

Se recupera rápidamente, aunque el pulmón sigue estando energéticamente comprometido. Una nueva resonancia a finales de septiembre confirma la estabilidad de la zona encefálica afectada.

A finales de octubre surgen dolores musculares generalizados que inicialmente comienzan en el pecho, pero que también aparecen en los hombros, los codos y las manos.

La situación muscular empeora en noviembre y, al palparle el pulso, noto que también el hígado está débil energéticamente. Se solicita la sustitución del Cosyrel porque se sospecha que está relacionado con un aumento del umbral de lactacidosis.

Por su parte, los oncólogos suspenden finalmente la quimioterapia.

En diciembre, una radiografía de tórax muestra un derrame pleural abundante que también afecta a una parte del corazón.

Actuamos en la consulta con puntos como el 1P y el 13V y aplicamos el Dorbuster médico también en la base del pulmón, en la zona inferior y posterior de las costillas del lado derecho.

En el momento de escribir este libro, la situación está mejorando gradualmente. Los dolores musculares han desaparecido casi por completo. El pulmón, al palparlo, parece revitalizado.

La enésima resonancia magnética realizada en enero mostró una situación estable en la parte del cerebro afectada por la intervención quirúrgica.

Actualmente, el paciente también ha alcanzado cierta estabilidad en cuanto al control farmacológico de la presión arterial.

En general, el uso de la radiación orgónica y del Dorbuster ha demostrado ser bastante eficaz para estabilizar la actividad metabólica (tumoral) a nivel encefálico. No ha habido recaídas desde hace más de diez meses. Se ha reducido lentamente el uso de cortisona sin que haya reaparecido la fiebre, salvo muy esporádicamente en concomitancia con síndromes gripales.

En varias ocasiones he observado que el uso de la radiación orgónica corre el riesgo de «enmascarar» las contraindicaciones de la quimioterapia o la radioterapia, ya que el tratamiento también se centra en compensar los daños que estas provocan. Este aparente equilibrio puede engañar a los oncólogos, que tienden así a subestimar el impacto de la terapia y a continuar con la dosis estándar. De hecho, a menudo los protocolos prevén la suspensión del fármaco solo cuando se producen daños orgánicos graves, ignorando los signos más sutiles de desgaste. De hecho, en el caso de mi paciente, desde el mes de julio era evidente que el pulmón estaba siendo atacado. Meses después, los médicos se sorprendieron por este derrame pleural, cuyas causas tampoco ellos comprenden claramente, ya que el fármaco utilizado, estadísticamente, no presenta contraindicaciones para los pulmones.

Véanse los informes médicos en el apéndice A6.

Otros beneficios observados

Hasta ahora he mencionado principalmente casos con problemas físicos importantes. De hecho, la mayoría de los pacientes que me consultan lo hace por problemas físicos, y esta es también el área más fácilmente perceptible por parte del paciente y registrable por parte del terapeuta. Y, añadiría, también el área en la que la energía orgónica logra dar lo mejor de sí misma. Así, si una mujer acude por un problema de migraña punzante que arrastra desde hace años, o incluso desde la adolescencia, y que ahora se ha agravado, si aplicamos un tratamiento con proyector orgónico y Dorbuster y la situación vuelve a la normalidad (se trata de un caso que realmente he tratado), entonces ambos podemos concluir que la terapia orgónica ha sido eficaz. Sin embargo, a veces los beneficios solo se pueden comprobar mediante análisis y exámenes realizados antes y después del ciclo de tratamientos. Tomemos, por ejemplo, los numerosos casos de osteoporosis tratados. Sabemos que para verificar una posible mejora es necesario realizar una MOC (mineralometría ósea computarizada), pero se trata de un examen que no suele realizarse con una frecuencia inferior a dos años y, en realidad, lo que suele ocurrir es que, en ausencia de síntomas relevantes, la mayoría de los pacientes se resiste a someterse a controles, a veces perjudiciales o invasivos. Por lo tanto, aparte de las sensaciones o los beneficios que percibe el paciente, a veces es difícil cuantificar la positividad de los tratamientos. Luego están aquellos casos en los que los beneficios afectan a esferas intangibles de la vida. Así, ha habido pacientes que han acudido para mejorar aspectos relacionales, ataques de pánico o depresión, sentimientos de insuficiencia y baja autoestima, falta de libido o dificultades de comunicación. Y las mejoras no se han hecho esperar. Pero quiero subrayar que, aunque he realizado algunos cursos de formación en psicoterapia reichiana, me limito a hacer un diagnóstico energético y a actuar con la energía orgónica sobre los canales de la MTC. De hecho, esta última, incluso en sus textos más antiguos, subraya la unidad de la psique y el soma y el hecho de que cualquier punto tratado tiene un efecto a nivel psíquico. Es un concepto difícil de comprender en nuestra actualidad divisionista y compartimentada, y en el mundo occidental, donde esta unidad se limita a la propaganda sobre el hecho de que el pensamiento crea, propaganda fomentada por las terapias conductuales que, al dictar modelos de actitud, proponen soluciones de fácil consumo.

Volviendo a Reich y a su obsesión por la energía, en los últimos años de su investigación desarrolló la idea de que se podía tratar a los pacientes, y sus respectivos trastornos psicosomáticos, mediante la manipulación energética. Algo que comenzó a esbozar con el uso de la cabina orgónica y el Dorbuster. Al principio no me di cuenta, pero más tarde pude constatar cómo la síntesis entre la radiación orgónica y la MTC ofrece muchas oportunidades al respecto. En particular, me parece justo mencionar las posibilidades que esta síntesis puede ofrecer en aquellas situaciones en las que la estructura energética básica de un individuo se ve comprometida por una disfuncionalidad del contexto en el que ha crecido y se ha desarrollado. Me refiero a los primeros años después del nacimiento, un período que Reich ya definió como *período crítico biofísico* y que muchos otros han destacado como período crucial para una ontogénesis funcional. Ciertos tipos de estrés, ya sea como consecuencia de embarazos o partos con determinadas complicaciones o excesivamente medicalizados, o bien debidos a situaciones de separación entre la madre y el niño o a la falta de contacto emocional, no permiten el correcto desarrollo energético y orgánico de una estructura que dista mucho de estar completa al nacer. El ser humano, como peculiaridad propia entre todos los mamíferos, necesita un largo período de cuidados en el que el contacto, la relación y un contexto social adecuado son los ingredientes fundamentales para la maduración ontogenética. Cuando esto no ocurre, más allá de la sintomatología, que puede variar en función de muchos factores, lo que se pone de manifiesto son incongruencias en el campo energético del individuo, que pueden llegar incluso a no tener límites bien definidos y ser de tipo difuso o abierto, como en el caso de un sujeto esquizofrénico. Es decir, se crea una especie de niebla que, a largo plazo, puede provocar graves carencias, incluidas pérdidas de energía notables similares a las descritas en el capítulo sobre los agujeros energéticos.

A nivel energético y con referencia a la MTC, estas carencias se evidencian en la anatomía energética de los canales y colaterales, por lo que, actuando con la irradiación orgónica y las manipulaciones adecuadas, es posible recuperar o mejorar situaciones que, precisamente, han afectado profundamente al núcleo energético del paciente o a su campo áurico.

Es evidente que, en muchos casos, no basta con actuar solo a nivel energético. Tras varios años de práctica, no puedo negar la importancia de una relación terapéutica adecuada, es decir, de una cierta calidad de la presencia y la comunicación, incluso no verbal, del terapeuta. Pero, insisto, es posible que esta integración entre la radiación orgónica y la MTC pueda representar una herramienta convergente allí donde incluso las psicoterapias más avanzadas o la psiquiatría moderna, con su arsenal farmacéutico, solo ofrecen compensaciones temporales o, en el peor de los casos, dependencia de los fármacos y el consiguiente deterioro adicional, a largo plazo, de la estructura energética.

Propongo la integración entre la terapia orgónica y la medicina china en el ámbito psiquiátrico como una hipótesis concreta, aunque hasta ahora he tenido que limitar su aplicación por la falta de estructuras y entornos adecuados. En los casos de sufrimiento psíquico grave, de hecho, casi siempre es indispensable trabajar en equipo y en entornos protegidos que permitan una continuidad terapéutica, idealmente diaria. El objetivo de la intervención seguiría siendo el mismo: reequilibrar los flujos energéticos y compensar las carencias que se han ido acumulando con el tiempo.

Espero poder aportar mi granito de arena en este sentido, ya que la gestión actual de la psiquiatría parece crítica: el sistema se ha atrincherado en un modelo predominantemente farmacológico, menos oneroso desde el punto de vista organizativo que un enfoque psicosocial integrado. Los datos hablan por sí solos: el consumo de psicofármacos está aumentando drásticamente —afectando ya a una de cada cuatro personas— con un preocupante descenso de la edad media de los pacientes. Una paradoja agravada por el hecho de que muchos de estos fármacos se prueban principalmente en muestras masculinas para eludir la complejidad hormonal femenina. Esta deficiencia metodológica afecta doblemente a las mujeres que, al tener una mayor propensión a expresar su malestar y a buscar soluciones, representan el principal grupo de usuarias de una farmacoterapia que no siempre se adapta a sus especificidades.

La energía de una idea

Esta unidad psicosomática, tal y como la describe minuciosamente la medicina china, es algo mucho más profundo de lo que podemos percibir fácilmente a partir de la nomenclatura de los puntos. Así, por ejemplo, el 14RM, que es el punto que actúa sobre la estructura del corazón (el llamado punto Mo o Mu), tiene como nombre alquímico: *La gran puerta del palacio de los sentimientos.* Por lo tanto, no podemos limitarnos a utilizar el punto con una visión estrecha, pensando que estamos actuando simplemente sobre la estructura del corazón, sino que es necesario contemplar la función global de ese punto, a menudo ayudándonos precisamente a través del nombre alquímico. Esto se aplica a todos los puntos de la MTC, aunque los más utilizados son unos sesenta. Su nombre no es un concepto abstracto, sino la descripción de una función energética que realiza el punto cuando mantiene la conexión con el campo externo o cósmico; es decir, cuando mantiene la resonancia y la ósmosis con el entorno informativo circundante. De ahí proviene su nombre más apropiado: resonadores. Es como si se tratara de puertas por las que entra y sale información. Esto explica la sutil importancia de una conexión continua con el todo, que a primera vista puede parecer un concepto relacionado con una espiritualidad bastante simplista y comercial, pero que en realidad resulta esencial para explicar la funcionalidad, o la disfuncionalidad, de un sistema energético complejo como es el organismo vivo.

A este respecto, son interesantes las investigaciones de Georges Lakhovsky (2022) y las teorías que desarrolló. Él propuso que cada célula viva funciona como un pequeño circuito oscilante, capaz de emitir y recibir frecuencias. Según este científico, la salud se mantiene gracias al equilibrio oscilatorio de las células, mientras que la enfermedad surge cuando un «ruido» externo o interno (como virus o toxinas) perturba esta resonancia natural. El aporte de energía vital externa, como la que se obtiene a través de un acumulador, sirve entonces para «reajustar» la orquesta celular, permitiendo al organismo recuperar su frecuencia de resonancia original y su capacidad de autocuración.

Volviendo a los ideogramas, la escuela de medicina tradicional oriental de la que provengo realiza constantemente estudios sobre ellos, incluyendo aquellos que componen el nombre de los puntos resonantes. Cada ideograma puede estar compuesto por ideogramas más simples, y cada trazo que compone el ideograma tiene su propio significado, su propia idea. Todo esto para explicar cómo la escritura y la nomenclatura en la medicina china se basan también en una percepción de la realidad global u holística, lo que se refleja en la escritura ideográfica, es decir, basada en ideas, en conceptos, a diferencia de la nuestra, que es fonética, es decir, basada en los sonidos.

Los propios ideogramas pueden convertirse en un vehículo de curación cuando se escriben mediante la caligrafía china o cuando se realizan con movimientos lentos y acompañados de la respiración del Qi Gong. En las tradiciones orientales se suelen utilizar palabras o frases a modo de amuletos, como en los Omamori japoneses.

Todo ello conduce a una conciencia diferente en el momento de realizar el tratamiento, a una presencia diferente y a una comunicación sutil que pone en juego lo que podrían parecer ser simplemente rituales chamánicos y, por ello, tal vez ser desacreditados por quienes han recibido una educación puramente mecanicista y académica. Yo también provengo de esa cultura, pero por mis experiencias de los últimos años no puedo negar que la eficacia del tratamiento se multiplica notablemente cuando yo mismo consigo estar presente y consciente de las energías que se quieren tocar y estimular.

Sobre la percepción de la energía vital

A lo largo de los años, ha sido muy interesante para mí observar las diferentes formas de percibir la energía vital que ofrece el uso de los dispositivos orgónicos. Se trata de fenómenos absolutamente subjetivos y que dependen en gran medida de la situación orgánica del sujeto que experimenta la radiación orgónica. Entre los descubrimientos de Reich hemos mencionado el de la coraza neuromuscular que afecta a lo que se denomina *sensación orgánica*, es decir, la capacidad propioceptiva del flujo de energía. Por lo general, nuestras tensiones obstaculizan este flujo y, en consecuencia, también obstaculizan las sensaciones que se derivan del mismo. Por lo tanto, a menudo es útil registrar las sensaciones del paciente durante las primeras sesiones, también para tener una idea de la presencia de algunos bloqueos en el flujo de energía. A veces se trata de todo un lado del cuerpo que no percibe, por lo que las sensaciones se concentran todas en el otro lado. A veces las sensaciones describen el canal de la MTC que se está tratando, pero solo hasta cierto punto. La mayoría de los pacientes tiene sensaciones particulares solo en las primeras sesiones, pero la ausencia de sensaciones no significa en absoluto la ausencia de efectos en el organismo. Se trata más bien de reeducarnos y entrenarnos para sentir.

Las sensaciones también pueden ser muy diferentes en cuanto a su presentación. Los pacientes hablan de una sensación de calor, de frescor, de hormigueo, de descargas eléctricas, de picor, etc. Cada una de estas sensaciones puede interpretarse de manera diferente. Por ejemplo, una sensación de calor puede significar una recarga energética de la zona en cuestión, donde inicialmente había un escaso flujo de energía. El frescor, por el contrario, puede verse como una descongestión de la zona donde había un exceso de energía. El hormigueo suele explicar la resistencia que opone la coraza al flujo de energía. Cuanto más fuerte y molesto es, más se ha visto sometida la coraza a un flujo de energía revitalizado. Las descargas eléctricas denotan interrupciones en el flujo que, a través de la estimulación con la radiación orgónica, comienzan a disolverse mediante pequeñas descargas de energía entre puntos resonantes contiguos del canal energético. Las sensaciones de hormigueo a menudo nos remiten a la curación de tejidos lesionados. El hormigueo también puede ser profundo, si el tejido en cuestión se encuentra en profundidad.

Todas estas sensaciones pueden percibirse simplemente colocando una mano dentro de una faja orgónica o en el extremo del tubo del proyector orgónico. O, a veces, el sujeto no siente absolutamente nada. En este último caso, es muy probable que la coraza neuromuscular esté muy crónicamente endurecida, por lo que hay una disminución del potencial energético que nos impide interactuar rápidamente con una fuente de energía externa. Según la ley del potencial inverso de la que hablábamos al principio del libro, cuanto más fuerte es la carga energética de una persona, más rápidamente sentirá la irradiación energética de los dispositivos.

En estos casos, es conveniente disolver gradualmente las tensiones dejándose guiar adecuadamente por un protocolo que puede incluir diferentes prácticas y ejercicios. Por lo general, un sistema blindado fuerte también tendrá una respiración bastante contraída, y una respiración libre y profunda es un componente fundamental para una mayor percepción de la energía en movimiento. Basta con intentar hacer algunas respiraciones profundas, vaciando bien los pulmones antes de volver a inspirar durante un tratamiento orgónico, para ver cómo cambian las sensaciones corporales. No es casualidad que en la MTC se defina al pulmón como el *maestro de la energía.*

Cuando, al utilizar un dispositivo orgónico, surgen sensaciones desagradables, mareos, náuseas o incluso crisis de ansiedad, siempre es nuestra coraza la que ha sido sometida a una fuerte presión hasta el punto de no ser suficiente para contener un mayor flujo de energía. Esto se puede remediar interrumpiendo el tratamiento o, en el caso del proyector orgónico, corrigiendo el conjunto de puntos tratados. Sin embargo, lo importante es darse cuenta de que estamos ante fuertes tensiones y que estas deben abordarse, ya que cuanto más convivimos con ellas, más se reduce nuestro potencial energético, con las consiguientes consecuencias. En la sociedad actual, al ser humano le resulta cada vez más difícil tolerar altos potenciales de energía, por lo que recurre a mil artimañas para descargar sus energías, cuando podrían conservarse para experiencias de vida más importantes. Explicándolo en términos de la función del orgasmo, la onda energética antes de la descarga puede tener una amplitud mayor o menor dependiendo de cuánto pueda tolerar nuestro organismo picos de energía mayores o menores. Está claro que cuanto menos tolerante sea, más nos acostumbraremos a vivir con bajos potenciales de energía, lo que a la larga perjudicará el funcionamiento de todo el organismo.

Tener una excelente carga energética, por ejemplo, también nos permite tener una mayor sensación de la energía ambiental, poder ver literalmente el flujo de energía atmosférica incluso a simple vista, atraer hacia nosotros entornos con mayor carga energética e interactuar con personas con un potencial más alto. De hecho, a veces, acostumbrados a las energías enrarecidas de la mayoría de las ciudades o de los entornos de trabajo contaminados, y en presencia de personas con un bajo nivel de energía, pasar a situaciones energéticamente mejores nos desestabiliza, produciendo el efecto contrario, es decir, un cierre energético y un rechazo.

Son mecanismos de autodefensa que, si se llevan a un nivel más consciente, pueden elaborarse y disolverse gradualmente.

Por lo tanto, para concluir, mi invitación es que no busquéis sensaciones particulares al probar la radiación orgónica, porque podríais quedar decepcionados, sino que os dejéis llevar, os dejéis mimar y respiréis junto con esta energía que entra y sale tratando de producir tantas conexiones energéticas como sea posible con todo lo que os rodea. Mejorar nuestra respiración energética producirá un efecto revitalizante para todas nuestras células, una piel más brillante y rosada, una mirada más intensa, un enfoque más audaz de la vida. Los dispositivos orgónicos pueden ayudarnos en todo esto, pero hay que saber distinguir cuándo nos encontramos ante una expansión beneficiosa de energía o ante una imperceptible cronificación del cierre.

El Dorbuster médico

He dejado este dispositivo, también creado por Reich, para el final porque, a diferencia de todos los demás mencionados hasta ahora, en lugar de irradiar energía vital, tiene la capacidad de absorberla. Su nombre deriva de DOR, acrónimo de *Deathly Orgone Radiation* (radiación orgónica letal), y *buster*, que en inglés significa *destructor*. Sus orígenes nos remiten al Cloudbuster, un dispositivo con la misma función, pero mucho más grande, que Reich utilizó durante algunos años en sus experimentos en el campo de la meteorología. De hecho, tras el experimento ORANUR, durante el cual Reich planteó la hipótesis de un efecto beneficioso de la energía orgónica sobre las radiaciones ionizantes, descubrió, entre otras cosas, esta forma de energía que es principalmente antivital y que causa trastornos a varios niveles en los organismos vivos, a la que él, precisamente, llama simplemente DOR.

Sobre el DOR

Se trata de energía estancada que puede producirse como consecuencia de la sobreexcitación causada por la radiación nuclear. Reich describía este fenómeno como una lucha entre la energía orgónica y la radiación nuclear que terminaba con el agotamiento de la primera y su consiguiente transformación en energía estancada. Si razonamos en términos de campos electromagnéticos, podríamos decir que las frecuencias de estas radiaciones, al igual que las de los dispositivos wifi y los teléfonos móviles, obligan al movimiento natural de la energía orgónica a seguir un patrón de movimiento antinatural que le hace perder sus características vitales.

En cuanto al DOR en el organismo humano, puede crearse tanto como consecuencia de factores externos, como cuando se está sometido a fuertes dosis de radiaciones ionizantes, como por efecto de traumas sufridos. Pero principalmente se forma lentamente con los años como consecuencia de las tensiones crónicas de la coraza neuromuscular. El concepto de energía estancada es bien conocido en la MTC, pero para entenderlo aún mejor pongamos un ejemplo. Imaginemos todo nuestro cuerpo energético con todos sus canales y sus ramificaciones secundarias. E imaginemos este cuerpo dentro de un vehículo en movimiento que es nuestro cuerpo físico. Cuando nuestro cuerpo físico está sometido a tensiones, estas actúan directamente sobre el flujo de energía que circula por esos canales. Cuando una tensión es temporal, nuestro cuerpo se adapta para recuperar su equilibrio óptimo. Cuando la tensión persiste y se vuelve crónica, la energía, que se ve obligada a realizar un movimiento que no le corresponde, pierde su pulsación natural y comienza a estancarse. Este proceso interfiere entonces con el continuo energético y con las funciones vitales.

A veces, este estancamiento es consecuencia de un trauma físico, por lo que experimentamos inmediatamente edemas que no son más que la obstrucción del flujo de energía y líquidos. De hecho, como veremos en breve, el DOR absorbe y retiene el agua, lo que da lugar a los edemas. A continuación, se incluye una lista de las características de esta energía estancada que se pueden encontrar en la literatura orgonómica, con algunas notas mías.

- Reich ya observó que el DOR tiende a absorber y retener el agua. Esto se puede ver más fácilmente a nivel atmosférico cuando zonas muy contaminadas y con presencia de energía estancada a nivel atmosférico absorben un frente meteorológico entrante, impidiendo la formación de precipitaciones. De ahí el uso del Cloudbuster, en este caso para reabsorber la nube de DOR y favorecer el consiguiente desarrollo de nubes y la caída de lluvia. Recuerdo también que DeMeo plantea la hipótesis de que el DOR puede contribuir a la desozonización atmosférica. Si trasladamos este efecto al interior de nuestro organismo, podemos obtener el siguiente efecto:
- es decir, producir deshidratación y acidez, lo que nos remite a los dictados de una dieta saludable y a los consejos sobre cuánta agua beber cada día. En realidad, por mucho que intentemos alcalinizar nuestro organismo y por mucho que intentemos beber, en presencia de fuertes energías estancadas nuestros intentos serán poco fructíferos. Siempre es útil trabajar con el objetivo de mejorar nuestra circulación y nuestro pulso energético. A este respecto, recuerdo que nuestras articulaciones son depósitos de energía y, al mismo tiempo, lugares en los que nuestra energía puede

estancarse cuando se desarrolla cierta rigidez. Este estancamiento puede ser la causa de dolores, falta de lubricación y, posteriormente, incluso artritis o artrosis.

- Otro efecto del DOR corporal es que tiende a fijarse en el sistema nervioso debido a su composición predominantemente acuosa (Kavouras, 2005); posteriormente, interfiere con él produciendo insensibilidad o hipersensibilidad epidérmica, distorsión en las funciones perceptivas y cinestésicas. Gracias a la técnica de Somatic Experiencing desarrollada por el Dr. Peter A. Levine, también inspirado en las investigaciones de Reich, sabemos aún mejor cómo esta energía estancada se ancla en nuestro sistema nervioso distorsionando nuestras sensaciones corporales.
- En general, el DOR se manifiesta con una coloración oscura. Cuando un ser humano desarrolla una fuerte intoxicación por DOR, manifiesta una coloración de la piel que tiende al gris. Este fenómeno fue observado tanto por Reich (1994c) como por Lassek (1991) cuando trabajaron con pacientes oncológicos terminales utilizando exclusivamente tratamientos con la cabina orgónica. Sus conclusiones, al igual que las de otros médicos, fueron que la radiación orgónica contribuye notablemente a la disolución de la masa tumoral, pero con ella se vuelven a poner en circulación cantidades considerables de energía estancada y toxinas que el cuerpo no puede gestionar. De hecho, en ambas experiencias, tras una primera mejora general de la situación, los pacientes sufrieron un colapso repentino que les llevó a la muerte. A este respecto, Kavouras (2005) subraya la importancia de utilizar simultáneamente en estos casos el Dorbuster Médico para ayudar al organismo a eliminar las toxinas.
- A niveles más microscópicos, Navarro plantea la hipótesis de que el DOR afecta al ADN celular, comprometiendo en particular la función reproductiva (1989). Y podríamos extender este efecto particular a la activación de genes patógenos que, en ausencia de DOR, probablemente no se activarían.
- Produce dolor. Este es el caso en el que, tras un traumatismo o una intervención quirúrgica, transcurrido un tiempo, persiste un cierto dolor que tiende a cronificarse. Básicamente, en esa zona se ha creado una interferencia con la circulación energética, donde, precisamente, se estanca la energía con la consiguiente producción

de dolor. Esto nos remite también al parasitismo del sistema nervioso, ya que nuestro organismo no está dotado de órganos predispuestos a la percepción del dolor, pero en el momento en que esto ocurre, se produce una alteración de las funciones propioceptivas que dependen del sistema nervioso.

- Por la MTC sabemos que el estancamiento de energía produce mucosidad cada vez más densa (flema, catarro, glera), cálculos, quistes, hasta llegar a neoplasias tumorales.
- En última instancia, el DOR corporal se libera con la muerte patológica.

Cómo eliminar el DOR

Pasemos ahora a las diferentes posibilidades que tenemos para eliminar el DOR. Hablo en plural porque me gustaría mencionar también otras técnicas, además del uso del Dorbuster médico, del que hablaremos más ampliamente en breve.

En primer lugar, la psicoterapia corporal desarrollada por Reich y sus sucesores tiene entre sus diversos objetivos precisamente el de suavizar y desestructurar la coraza neuromuscular a través de lo que se denomina *acting*, es decir, una serie de posturas y ejercicios que tienen una función psicodinámica. En general, podemos decir que cualquier intervención externa que fuerce la pulsación orgánica a nivel emocional y energético puede provocar la liberación de DOR. Hoy en día se promocionan diversas técnicas que prometen elaboraciones emocionales a varios niveles. Creo conveniente subrayar que a veces no se dispone de las competencias necesarias para gestionar estas intervenciones sobre la coraza o la elaboración emocional de traumas remotos, por lo que se corre el riesgo de remover cantidades de DOR de forma inoportuna, lo que posteriormente puede desencadenar patologías a varios niveles, llegando incluso a la formación de tumores.

Otra causa del desbloqueo del DOR, esta vez endógena, es el momento del parto para una mujer, momento en el que, por fuerza, se produce una forzadura de las posibilidades de la coraza, una especie de estiramiento obligatorio. En estos casos, un acompañamiento adecuado, deseable desde los primeros meses de embarazo, puede llevar a la mujer a tomar conciencia de sus zonas de tensión y a suavizarlas antes de dar a luz, con la consiguiente mayor presencia y conciencia de la fase de dilatación y expulsión. En los centros en los que se han desarrollado técnicas de preparación para el parto que tienen en cuenta los descubrimientos de Reich y sus sucesores, esto es posible. Recuerdo a este respecto el trabajo de prevención que inició el propio Reich con la creación del OIRC, *Orgonomic Infant Research Center* (Centro Orgónico de Investigación Infantil), con el fin de prevenir la formación de la coraza y mantener una pulsación funcional desde el embarazo. Este trabajo ha sido ampliamente desarrollado por otros profesionales en Alemania, España, Italia e Inglaterra en centros en los que yo mismo he estudiado.

Otras formas bastante sencillas, aunque no siempre al alcance de todos, para reabsorber el DOR son el uso de arcilla y los baños en agua de mar. Las compresas de arcilla, si se aplican con el grosor y la duración adecuados, cumplen una doble función: irradian energía orgónica —la arcilla es rica en biones que poseen una carga energética radiante— y, al mismo tiempo, absorben el DOR gracias al agua presente en el compuesto. En cuanto al agua de mar o los baños de sales, se recomiendan precisamente para limpiar la energía estancada. En general, estar bajo una cascada o en un río de agua corriente, e incluso estar 10-15 minutos bajo la ducha, son prácticas que, además de lavarnos exteriormente, también nos limpian energéticamente por dentro. La presencia de sal aumenta esta función de limpieza. Este fenómeno se debe a la íntima conexión entre la energía y el agua, y al hecho de que esta es capaz de absorber energía, por lo que pasar un momento relajante tomando un baño es una práctica que nos ayuda a purificar las energías negativas acumuladas durante el día por diversas razones, por ejemplo, por haber pasado horas en un ambiente cargado de DOR.

El uso del Dorbuster

Pasemos ahora al uso del Dorbuster médico que, en comparación con las técnicas anteriores, nos ofrece la posibilidad de reabsorber mayores cantidades de energía estancada en zonas bien delimitadas. Lo que siempre digo a mis alumnos a modo de ejemplo explicativo es que diez minutos de Dorbuster equivalen a tres horas bajo la ducha. Y esta es también la razón por la que hay que prestar mucha atención tanto al tiempo como al número de puntos resonantes que se deben tratar durante un día. Por lo general, realizo tratamientos de un máximo de diez minutos y, con esta duración, recomiendo tratar un máximo de tres partes del cuerpo en una sola sesión. La otra precaución es llevar a cabo una práctica de «reparación» del campo energético después del uso del Dorbuster para evitar la posible formación de agujeros energéticos, especialmente en pacientes muy debilitados. Para ello, después de usar el Dorbuster, podemos aplicar una faja orgónica durante otros diez minutos en la misma zona.

Por lo general, el uso del Dorbuster se vuelve peligroso cuando hay otras personas presentes, como por ejemplo el propio terapeuta. El riesgo es contaminar el espacio circundante con la energía estancada del paciente y, en consecuencia, absorberla del ambiente. Para comprender mejor este riesgo, hay que tener en cuenta que, salvo en los casos de reabsorción de edemas provocados, por ejemplo, por accidentes ocurridos poco tiempo antes, la energía estancada en el paciente se ha ido acumulando a lo largo de los años. Si una persona externa se contamina con esa energía, la recibe en pocos minutos, incluso segundos, y su cuerpo no está preparado para gestionarla. Este tipo de contaminaciones han ocurrido a menudo a médicos y terapeutas que han probado el uso del Dorbuster. De hecho, su uso en las primeras décadas fue poco afortunado, precisamente porque médicos como Eva Reich y Walter Hoppe que lo probaron sufrieron daños. La primera observó que, tras utilizar el Dorbuster, a menudo manifestaba problemas en la misma zona del cuerpo que había tratado al paciente. El segundo, por su parte, desarrolló un linfedema en el brazo con el que operaba con el Dorbuster.

Dicho esto, veamos los problemas relacionados con los distintos modelos de Dorbuster y la razón por la que, personalmente, he desarrollado un modelo que reduce enormemente la contaminación hacia el exterior.

Los distintos modelos de Dorbuster

El modelo original del Dorbuster médico se basaba en la versión mucho más grande del Cloudbuster.

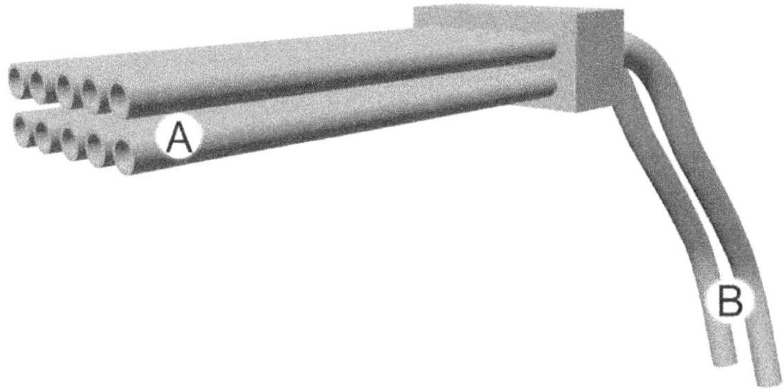

Fig. 22: En la figura de arriba vemos unos tubos rígidos de metal (**A**) que se apuntan al cuerpo del paciente, mientras que los tubos (**B**) son de metal flexible, generalmente recubiertos con una funda de PVC, y se sumergen parcialmente en un pequeño flujo de agua.

En mis investigaciones he podido constatar que los tubos de metal, al absorber el DOR, reflejan una parte hacia el exterior, incluso si están recubiertos de PVC. Esta dispersión, como ya se ha mencionado, también se manifiesta con los tubos del proyector orgónico, aunque estén recubiertos con una funda de PVC. Una protección tan fina no es suficiente para aislar el paso de energía dentro de estos tubos. Este inconveniente también está presente, obviamente, en el Cloudbuster, cuyo uso requiere importantes precauciones. Dicho esto, es fácil imaginar cómo este primer modelo de Dorbuster puede causar una importante contaminación en el espacio circundante, dada la enorme cantidad de metal no aislado y, por lo tanto, expuesto al exterior.

Un modelo posterior del Dorbuster es el que vemos en esta figura.

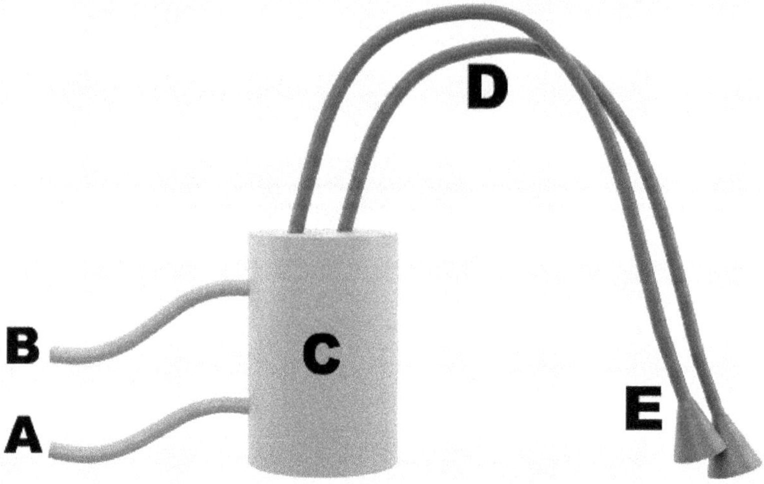

Fig. 23: Este modelo presenta un depósito de agua dentro de un acumulador orgónico. Los tubos salen de él y terminan, tras un par de metros, en un embudo metálico. En mi experiencia, no he encontrado ninguna ventaja en crear un depósito de agua que, al mismo tiempo, se encuentre dentro de un acumulador orgónico. Lo que nos interesa, de hecho, es que el agua fluya lo más rápido posible sin detenerse en posibles depósitos o depósitos de pequeño tamaño. El otro punto débil que puedo observar son precisamente los tubos que salen y terminan en el embudo metálico que se coloca sobre el cuerpo del paciente. Esos tubos, como explicaba antes, son una posible fuente de contaminación hacia el exterior.

Tras analizar todos estos aspectos, en 2018 diseñé un nuevo modelo de Dorbuster en el que todas las piezas metálicas estaban debidamente aisladas.

A continuación, presento un esquema del mismo para quienes deseen replicarlo.

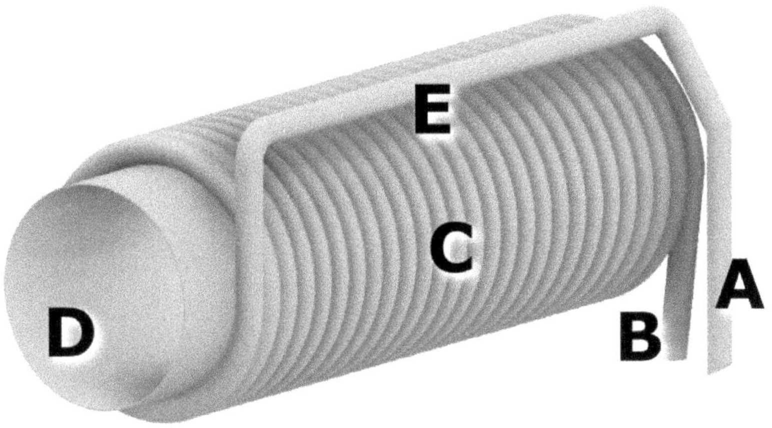

Fig. 22: Dorbuster 5 de enero. **A**: tubo de cobre de 10-12 mm de diámetro por donde entra el agua. **B**: extremo opuesto del mismo tubo por donde sale el agua después de hacer una espiral (**C**) alrededor de un tubo, también de cobre, de 60-80 mm de diámetro (**D**). Alrededor de la espiral y del tramo recto de la entrada de agua (**E**) se coloca un material aislante, como algodón o poliéster; esto impide que el DOR absorbido vuelva a pasar al agua entrante. El extremo D del tubo de cobre de 60-80 mm se coloca en contacto con la piel del paciente. En los extremos A y B se conecta un tubo de goma gruesa para conectarlo al grifo y al desagüe. Todo ello se recubre con una carcasa.

He llamado a este modelo de Dorbuster *«January 5»* porque en esa fecha, en 1951, el doctor Wilhelm Reich inició el experimento ORANUR que le llevó al descubrimiento del DOR y al desarrollo primero del Cloudbuster y luego del Dorbuster médico.

Todas las tuberías están recubiertas con aislamiento y una carcasa de madera, como se puede ver en las siguientes fotos.

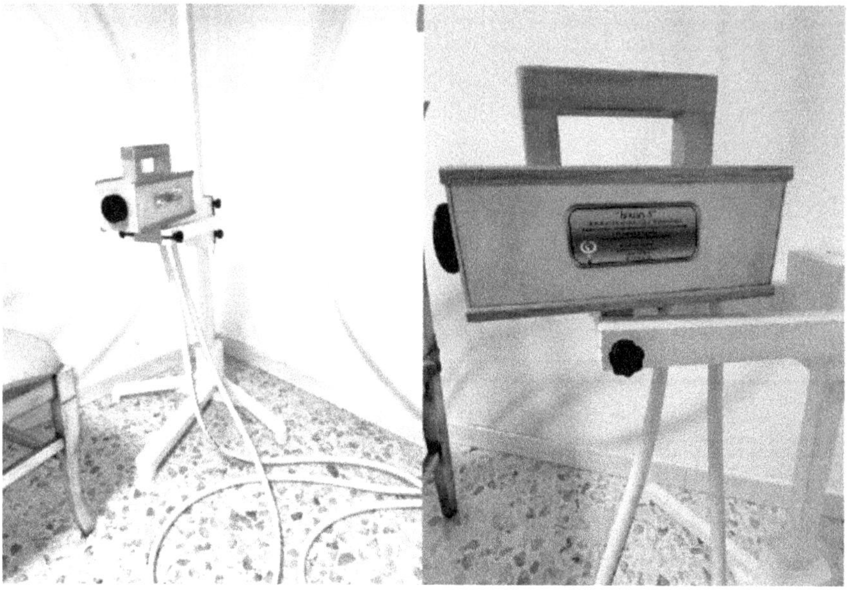

Fig. 23: Dorbuster médico «January 5» montado sobre un pie y ajustable tanto en altura como en inclinación. Los tubos blancos para el transporte del agua son de goma muy gruesa. La entrada se puede conectar fácilmente al tubo de una ducha normal, mientras que la salida va directamente a uno de los desagües.

Aunque no es adecuado para la construcción de acumuladores orgónicos, el cobre ha demostrado ser el material ideal para el Dorbuster. Su excepcional capacidad para absorber y reflejar la energía, una propiedad de los metales estudiada por Reich, lo hace demasiado «agresivo» para su uso en acumuladores, pero absolutamente óptimo para la aplicación específica del Dorbuster.

El DOR y la medicina china

Cuando estudié medicina china, lo primero con lo que me topé fueron los conceptos de Yin y Yang, y esta dicotomía se acercaba mucho a la descrita por Reich sobre el DOR y la energía orgónica y, sobre todo, sobre sus respectivas características. Sin embargo, en la MTC, el equilibrio entre el Yin y el Yang es uno de los requisitos fundamentales para la salud. Luego se introdujo el concepto de energía estancada. Dado que el Yin es más denso, corresponde a la materialización de la energía, a la estructura material, en oposición al Yang, que corresponde a la función, la energía estancada representa, por lo tanto, una densificación excesiva que, precisamente, puede llevar a materializar sustancias y masas extra dentro de nuestro cuerpo. El Yin también es oscuro, al igual que el DOR y los bacilos T que Reich descubre que están presentes en grandes cantidades en los tejidos tumorales. Estos bacilos T son una especie de biones zombis más pequeños y lentos que los biones cargados de energía orgónica vital. Representan la parte material, observable al microscopio, de la energía estancada.

Dado que en la medicina china, para hacer frente a la presencia de estancamientos de energía, se intenta movilizarla, devolverle el movimiento mediante el uso de puntos concretos o mediante manipulaciones llamadas *dispersión*, la intención es precisamente mover la energía a lo largo del canal y restaurar sus funciones vitales. No es casualidad que determinados puntos que se utilizan en presencia de estancamientos sean los llamados puntos Yuan. Este término se refiere precisamente a la energía original, tal y como Reich solía describir la energía orgónica. El Yuan Qi es una de las tres energías hereditarias, lo que nos remite a la carga energética que heredamos de nuestros padres en el momento de la concepción, es decir, de la fusión de dos organismos energéticamente excitados y atraídos el uno por el otro. A partir de esta energía hereditaria se diferenciarán las diferentes energías que impregnan nuestro cuerpo. El objetivo de utilizar estos puntos Yuan es restaurar la función original y el movimiento pertinente de la energía del canal correspondiente.

Al disponer de esta posibilidad y utilizar los proyectores orgónicos, en caso de energía estancada podemos proceder de la misma manera antes de recurrir al Dorbuster. La razón principal es que siempre es mejor intentar mover la energía estancada y restaurar su funcionalidad, antes que absorberla del cuerpo.

Personalmente, yo trabajo de esta manera, recurriendo al Dorbuster solo en situaciones especiales.

El Dorbuster para puntos de acupuntura

He desarrollado un modelo de Dorbuster para tratar puntos individuales de la MTC con un funcionamiento muy similar al anterior. Para entender mejor de qué estoy hablando, veamos primero el esquema correspondiente.

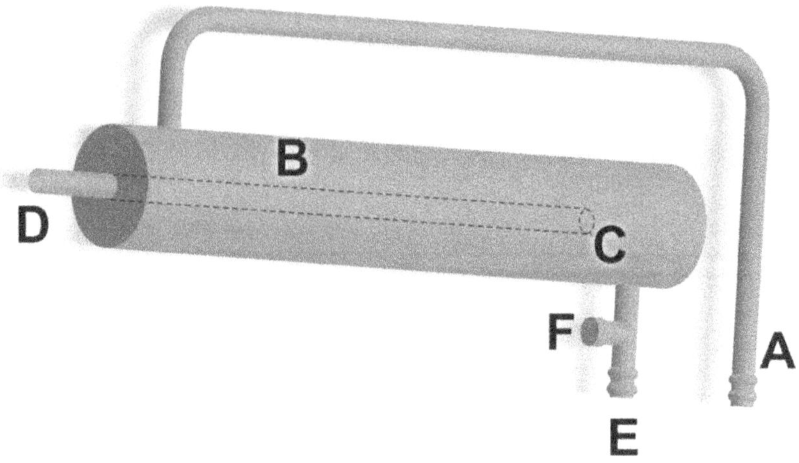

Fig. 24: Representación técnica de un Dorbuster completamente de cobre para puntos de acupuntura. El dispositivo está fabricado íntegramente en cobre. El agua entra por el conducto **A** (ø 10-12 mm) y fluye hacia el cuerpo cilíndrico **B**, rodeando el tubo interno **C** (caracterizado por un extremo ciego). El extremo **D** se coloca sobre el paciente en el punto a tratar, mientras que el agua se expulsa a través de la salida **E**. El injerto **F** permite la conexión de un tubo metálico flexible (tipo proyector orgónico) para dirigir parte del flujo energético hacia canales específicos que se encuentran en deficiencia.

También para el uso de este Dorbuster hay que tomar las precauciones necesarias y, por lo general, no superar los diez minutos de tratamiento en un solo punto.

Modelos de Dorbuster con cables de cobre

Existen prototipos de Dorbuster Médico que utilizan cables de cobre para la transmisión de energía.

Southgate (2009) propone una conexión con cables de cobre entre la aguja de la MTC insertada en el paciente y un Dorbuster Médico.

Otra posibilidad es conectar directamente un cable de cobre a un tubo, también de cobre. A continuación, el tubo se coloca en un canal de la MTC, mientras que el extremo libre del cable de cobre se sumerge en agua corriente.

Una alternativa al agua corriente es conectar el cable de cobre a la toma de tierra de la vivienda mediante una toma adecuadamente preparada.

Por el momento, no dispongo de datos suficientes para emitir una opinión sobre estos prototipos adicionales de Dorbuster, ni para realizar una comparación clínica con los modelos que funcionan con agua. En general, la ejecución de este tipo de drenaje energético requiere extrema precaución para evitar una sustracción excesiva de energía; personalmente, suelo preferir proceder con la dinamización de la energía estancada.

Además, se recomienda no tocar el dispositivo durante su uso y aislar todas las partes metálicas con al menos 2 cm de material aislante, con el fin de evitar dispersiones en el ambiente.

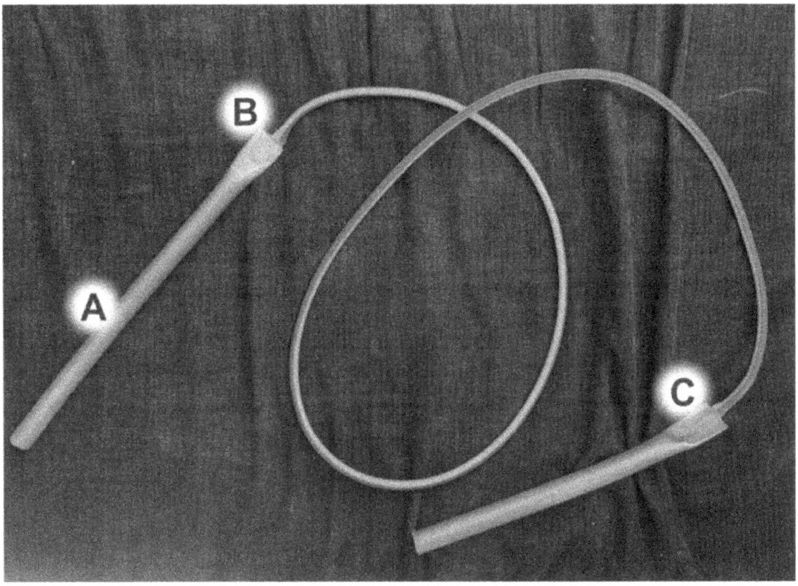

Fig. 25: Modelo de Dorbuster para puntos de acupuntura realizado con un tubo de cobre (**A**) de 18-20 mm de diámetro y 30 cm de longitud. Su extremo (**B**) se aplana para permitir la fijación del cable de cobre de 6 mm (no más largo de 1,5 metros). En el otro extremo (**C**) se puede fijar otro tubo que se sumerge en agua corriente, con el fin de aumentar la superficie de intercambio entre el metal y el agua.

Experiencias con el Dorbuster

Dicho esto, este dispositivo ha demostrado ser muy eficaz en todos los casos de pacientes oncológicos, especialmente para evitar la reaparición tras la extirpación quirúrgica, incluso en aquellos casos en los que había una fuerte tendencia a la recidiva.

Además, ha demostrado ser muy útil en todos los casos de crisis agudas debidas a estancamientos de energía. Yo mismo he utilizado el Dorbuster para tratar edemas postoperatorios. A continuación se muestran las fotos del caso de un joven de 25 años que, tras sufrir un dolor persistente en el tobillo, fue sometido a una operación de injerto de tendón. Esta operación consiste en extraer partes de tejido de un tendón para implantarlas en otro tendón. La operación fue sugerida por un eminente cirujano, pero el resultado fue desastroso, ya que se produjo una inflamación de todo el tobillo, que se volvió violáceo. Cuando vi a ese pobre chico, ya habían pasado varias semanas desde la operación. Tenía que caminar con muletas y ya no podía conducir. Le aconsejé que se aplicara el Dorbuster durante diez minutos al día y la faja orgónica inmediatamente después durante al menos treinta minutos.

Después de dos semanas, vino en persona a devolverme el equipo. Condujo él mismo durante media hora hasta mi casa y caminaba perfectamente sin muletas. A continuación, se muestran las fotos que demuestran los efectos del Dorbuster, desde las primeras sesiones hasta el final del tratamiento. Originalmente, el maléolo estaba notablemente hinchado y completamente equimótico. Además, es importante señalar que el chico ya estaba utilizando la faja orgónica antes de que le propusiera combinarla con el uso del Dorbuster, pero no había obtenido ninguna mejora satisfactoria.

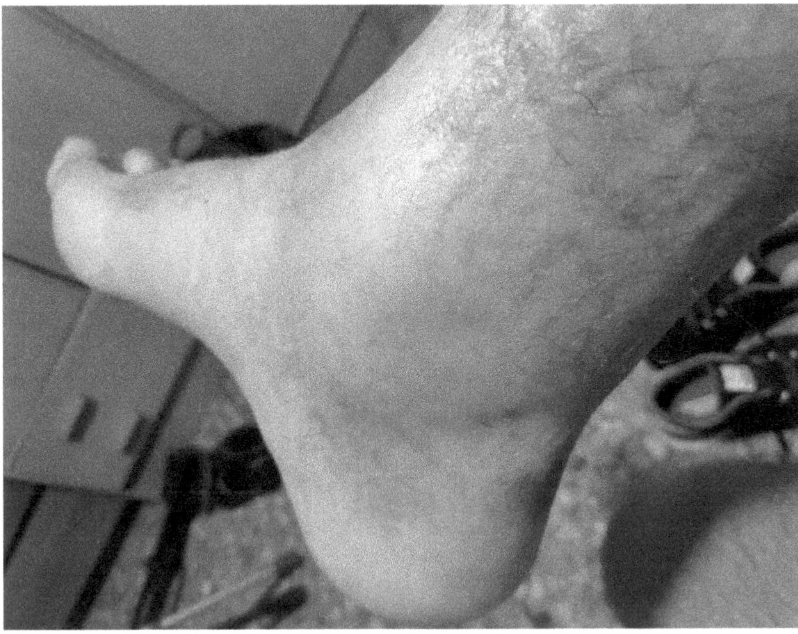

Fig. 26: En la foto se ve claramente parte del edema maleolar después de 4 sesiones con el Dorbuster.

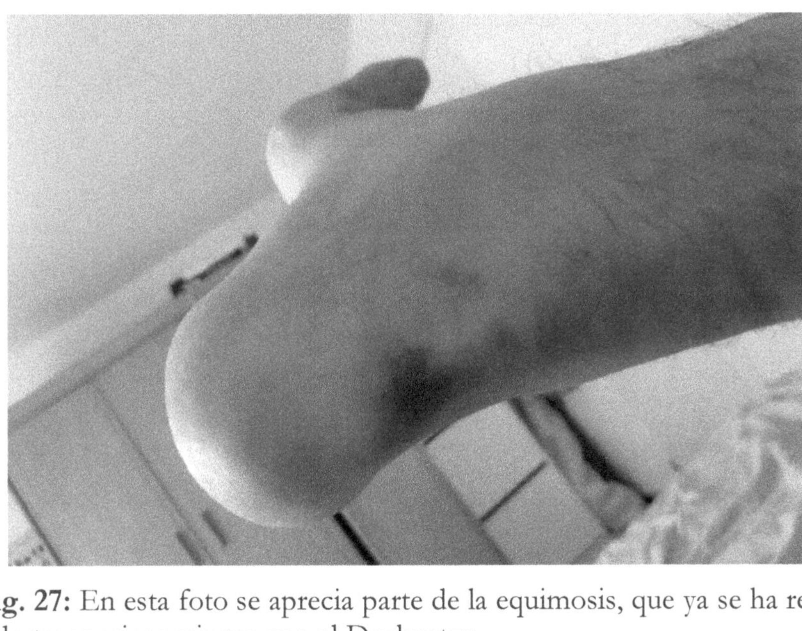

Fig. 27: En esta foto se aprecia parte de la equimosis, que ya se ha reducido tras varias sesiones con el Dorbuster.

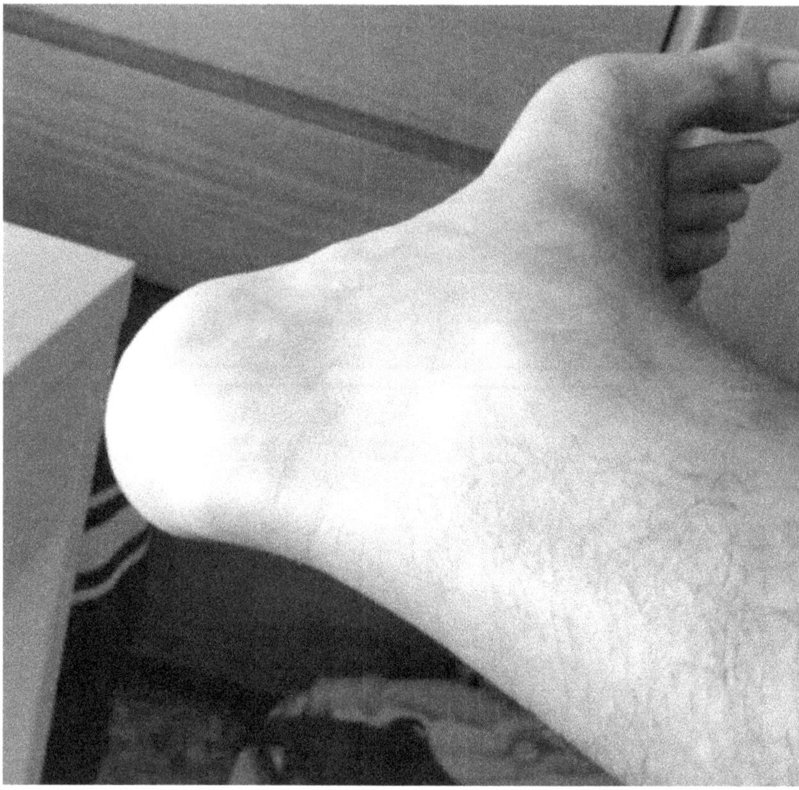

Fig. 28: El resultado tras dos semanas de tratamiento con el Dorbuster. Tanto el edema como la equimosis han desaparecido.

El uso de dispositivos orgónicos para el cáncer

La literatura orgonómica desde los tiempos de Reich nos ofrece una visión general de los efectos positivos en la prevención y el tratamiento del cáncer, con un alto porcentaje de casos en los que el uso de dispositivos orgónicos ha llevado a una estabilización y, aunque más raramente, incluso a una remisión del tumor. Personalmente, he podido observar una detención del crecimiento del tumor y, en algunos casos, incluso ligeras disminuciones. Además, siempre he obtenido resultados positivos en la prevención de recidivas una vez extirpado el tumor quirúrgicamente. En algunos casos muy graves, lamentablemente, no ha sido posible lograr mejoras, básicamente por dos razones: la primera es precisamente la gravedad de la situación inicial, ya en la cuarta etapa, es decir, con metástasis diseminadas, y la segunda es que se trataba de pacientes a los que no había podido tratar directamente, sino que habían utilizado los proyectores orgónicos en sus domicilios, con las consiguientes limitaciones. Lamentablemente, en estos casos es estrictamente necesario un trabajo intensivo que requiere un seguimiento constante de la evolución de la terapia. Cuando hablo de trabajo intensivo, me refiero a dos o tres tratamientos semanales con proyector orgónico y Dorbuster, así como al uso diario de la cabina y/o la faja orgónica. Es evidente que, en estas situaciones, el paciente no puede trabajar con los dispositivos orgónicos de forma autónoma y, a menudo, ni siquiera puede salir de casa. Por este motivo, sería deseable disponer en el futuro de espacios terapéuticos residenciales donde se puedan integrar diferentes terapias y donde se puedan atender también situaciones graves. Aunque la experiencia al respecto ha sido limitada, las observaciones realizadas permiten esperar mejores resultados si se dispone de mejores condiciones de asistencia terapéutica.

En cuanto a los casos tratados después de una intervención quirúrgica con el uso combinado de Dorbuster e irradiación orgónica (mediante fajas y proyectores), nunca he observado recidivas, ni siquiera en períodos superiores a 7 años. Se trata de un dato significativo, teniendo en cuenta que algunos pacientes se habían sometido previamente a más de dos intervenciones debido a la naturaleza recidivante del tumor. Entre los casos tratados de esta manera puedo mencionar: un carcinoma de mama, un tumor espinal, un glioblastoma cerebral, un tumor de vejiga, otro de intestino y una neoplasia perinefrítica.

Precisamente porque, sin duda, cuando el cáncer se encuentra en sus etapas iniciales, no faltan los efectos positivos de la radiación orgónica, a menudo asociada al uso del Dorbuster —que, repito, resulta esencial en muchos de estos casos—, quiero compartir aquí el extracto de algunas historias clínicas mencionadas por Kavouras (2005):

Basalioma recurrente y fatiga crónica Un hombre de 51 años, operado quince veces por un basalioma recurrente, sufría de depresión grave y agotamiento físico que le impedían trabajar. Fue tratado exclusivamente con el acumulador orgónico (ORAC). Ya después de la primera sesión se sintió revitalizado y, tras cuatro tratamientos, pudo reanudar sus tareas en el jardín. Al término de diez sesiones, su estado de salud física y mental se había restablecido a niveles muy satisfactorios que se mantuvieron incluso más de un año después.

Carcinoma bronquial con metástasis Mujer de 60 años, con antecedentes de carcinoma bronquial y renal seguido de metástasis abdominales inoperables, en estado crítico con notable pérdida de peso y energía. Comenzó el tratamiento con el ORAC, recuperando rápidamente el peso y el apetito. En este caso, el uso de la cabina orgónica le permitió afrontar y completar ciclos de quimioterapia que antes se habían interrumpido por una fuerte intolerancia. Meses después, las metástasis se han reducido y la paciente se mantiene en un estado de salud satisfactorio con una sesión semanal.

Cáncer de mama con dolores postoperatorios Una paciente de 62 años, operada de cáncer de mama, sufría dolores persistentes tras la intervención, que le había dejado una cicatriz gris azulada. Además, era una paciente hipertensa en tratamiento farmacológico. Se la trató combinando la irradiación local (Shooter) con la sistémica (ORAC). Después de dos semanas y diez sesiones, los dolores desaparecieron por completo y la presión arterial bajó, lo que permitió reducir a la mitad y luego suspender los medicamentos antihipertensivos. Permaneció libre de síntomas durante los dos años siguientes.

Cáncer de próstata con metástasis óseas Un hombre de 75 años con carcinoma de próstata y metástasis óseas en las piernas, que sufría dolores insoportables. Al estar postrado en cama, fue tratado con una faja orgónica aplicada durante varias horas al día y durante la noche. Sorprendentemente, los dolores casi desaparecieron después de solo dos días. El paciente pudo reducir los analgésicos y vivió muchos años más en condiciones estables.

Carcinoma de recto (recidiva local) Una mujer de 40 años presentaba un pólipo maligno recidivante en el recto y rechazaba una intervención quirúrgica demoledora. El protocolo terapéutico incluyó el uso de ORAC. tres veces por semana, combinado con aplicaciones locales de Dorbuster y Shooter, además del uso nocturno de una almohada orgónica. Tras dos meses y medio de tratamiento intensivo, el tumor desapareció por completo, tal y como confirmaron los exámenes médicos, evitando así la operación.

Carcinoma renal y rectal recidivante Una mujer de edad avanzada, ya operada de tumores en el riñón y el recto, presentaba una recidiva local infiltrada en el sacro (estadio III) con un pronóstico de seis meses de vida. Comenzó un tratamiento diario con ORAC durante 30-40 minutos. Su estado mejoró rápidamente, la anemia remitió y la infiltración ósea se estabilizó. Más de siete años después, la paciente sigue viva, sin signos de recidiva, y continúa con ciclos de mantenimiento de 10 sesiones dos veces al año.

Tumor cerebral (neurinoma del acústico) Un hombre de 63 años con recidiva de neurinoma del acústico sufría de neuralgias y trastornos visuales. Fue tratado con un Dorbuster. Tras una primera serie de catorce sesiones, los dolores disminuyeron drásticamente y el crecimiento del tumor, que llevaba tres años progresando, se detuvo. Una segunda serie de tratamientos mejoró aún más los síntomas, como el tinnitus.

Tumor ovárico borderline[11] Una mujer joven de 27 años con un tumor ovárico recurrente voluminoso (10 cm) que comprimía los órganos

[11] En este contexto clínico, el término «borderline» se refiere específicamente a los tumores ováricos de bajo potencial de malignidad.

abdominales fue tratada con un enfoque combinado: Dorbuster local, ORAC sistémico, cojín orgónico y terapia corporal. Después de seis semanas y seis sesiones, el tumor ya no era visible a simple vista. Los controles posteriores confirmaron la desaparición de la parte sólida y una reducción drástica de la masa quística.

También me gustaría mencionar un artículo en nombre del Campania Felix Group de abril de 2018, publicado en *The Journal of Psychiatric Orgone Therapy*,[12] , en el que se describe el tratamiento complementario de un **adenocarcinoma pancreático** mediante una faja orgónica. A partir de abril de 2017, el paciente utilizó el dispositivo a diario con un ritmo incremental: una hora al día durante la primera semana y dos durante la segunda, estabilizándose luego en cuatro horas diarias durante los ciclos de quimioterapia. Frente a un pronóstico inicial de solo treinta días, este enfoque integrado condujo a la remisión completa de las lesiones pancreáticas y hepáticas, confirmada por la PET de cuerpo completo en octubre de 2017, después de aproximadamente seis meses de terapia continua.

En resumen, creo que hay buenas pruebas para esperar una mayor consideración del uso de estos dispositivos como terapia complementaria en el tratamiento oncológico. En muchos casos, también se ha demostrado que la irradiación orgónica puede mitigar y contrarrestar los efectos nocivos de la quimioterapia y la radioterapia.

Combinación con otras terapias

A menudo ocurre que un paciente acude a mí y, al mismo tiempo, decide seguir otra terapia. En estos casos, casi siempre se afirma que existe una incompatibilidad por parte del otro profesional, sin bases válidas que justifiquen tal afirmación. De hecho, según mi experiencia, cuando se trabaja sobre la misma causa energética, no hay razón para que no se pueda crear una sinergia y una convergencia terapéutica. De hecho, se ha demostrado que la energía orgónica no contrarresta ningún otro proceso terapéutico, y he recibido muchos testimonios de que la irradiación sobre los

---

[12] https://www.psychorgone.com/biopathies-physical-orgone-therapy/orgone-blanket-as-a-complementary-support-in-the-treatment-of-an-atrophic-cancer-biopathy

canales de la MTC es más eficaz que otras terapias. De hecho, cada terapia tiene sus campos preferidos y sus límites.

El aspecto interesante que reitero es que los acumuladores orgónicos del Dr. Wilhelm Reich nos ofrecen la posibilidad de disponer de una fuente de energía externa al paciente y, por lo tanto, de realizar «inyecciones» de energía allí donde se ha creado una carencia crónica. Este hecho ha sido confirmado en algunas ocasiones incluso por otros terapeutas que, con sus pruebas y métodos de diagnóstico, han detectado mejoras a nivel energético que no se habían obtenido anteriormente sin el uso de la energía orgónica. A este respecto, véase en los informes del apéndice A5 el efecto beneficioso de la irradiación orgónica registrado en las pruebas de biorresonancia.

Lo que es sorprendente de los dispositivos orgónicos es además su facilidad de uso y el mínimo mantenimiento que requieren. Son instrumentos que no necesitan conocimientos profundos. Está claro que para tratar los puntos de la MTC es necesario tener los conocimientos fundamentales, pero una vez establecido el tratamiento, incluso el proyector orgónico resulta fácil de usar en la mayoría de los casos.

Además, son instrumentos que trabajan directamente con la energía vital y no presentan interferencias electromagnéticas, ya que carecen de funcionamiento eléctrico y de circuitos eléctricos.

Escribo todo esto porque a veces se invierten grandes recursos en la compra de maquinaria que, en realidad, tiene grandes limitaciones. Afortunadamente, en el caso de los dispositivos orgónicos, la inversión económica también es reducida, ya que la tecnología de fabricación es muy sencilla.

Límites en el uso del proyector orgónico

Me gustaría hablar aquí, en primer lugar, de las limitaciones que existen cuando se utiliza el proyector orgónico en autotratamiento después de haber establecido un protocolo de puntos a tratar en función de la situación inicial. Este es el caso de muchos pacientes que viven lejos, por lo que la única solución es partir de un buen diagnóstico energético, establecer el tratamiento y trabajar desde casa. Para poder hacer un buen diagnóstico es necesario verse en persona, porque lo que cuenta la persona a veces puede llevarnos por el camino equivocado. Es decir, puede haber una diferencia sustancial entre la sintomatología del paciente y la naturaleza energética de la patología. Esto me lleva a subrayar la importancia de no utilizar en ningún caso protocolos preestablecidos basándonos en funciones conocidas de algunos puntos de la MTC.

Una de las herramientas diagnósticas más válidas de la medicina china es, de hecho, el examen del pulso, a partir del cual se pueden detectar, entre otras cosas: los desequilibrios energéticos Yin-Yang, el pulso que no respeta la estación, el pulso lateralizado y el estado energético de cada órgano individual. Obviamente, esto no se puede hacer a distancia, o al menos personalmente, todavía no lo he conseguido.

Una vez establecido el tratamiento, recomiendo disponer de dos proyectores para trabajar, sobre todo en casos graves o de gran debilidad. La otra razón es que, al trabajar con dos proyectores orgónicos, se reduce a la mitad el tiempo total del tratamiento, ya que se pueden tratar cuatro puntos en lugar de dos. Dicho esto, también he obtenido buenos resultados con un solo proyector.

A veces, el paciente comienza con mucho entusiasmo y luego se da cuenta de que no tiene la dedicación y la perseverancia necesarias para continuar con los tratamientos de forma regular. Esto, obviamente, representa otra limitación difícil de prever, ya que entran en juego muchos factores. De hecho, a veces el paciente deja de administrarse los tratamientos, aunque haya notado mejoras notables. Esto suele ocurrir cuando, en una escala de prioridades, no se pone la propia salud en primer lugar, sino la salud de los familiares, las mascotas, el trabajo, la casa, etc. En cierto sentido, volvemos a lo expresado anteriormente sobre el contacto y la necesidad de estar presente con uno mismo.

CUARTA PARTE

UN NUEVO NIVEL DE CONCIENCIA

Un sistema de prevención

Pensaba que había terminado este libro cuando, en los últimos días, antes de presentar el borrador al editor, una vocecita dentro de mí me hablaba de toda la información útil acumulada por los estudios de estos años y que, en realidad, esboza lo que yo defino como un sistema de prevención. Hoy en día, a pesar de los avances científicos, todavía se cree que ciertas enfermedades llegan de repente, como una especie de castigo divino. En otros contextos, se culpa a la genética, que, seamos sinceros, es un campo aún muy experimental y que no ha avanzado mucho más allá del mapeo del ADN, es decir, que aún no tiene soluciones prácticas de clara aplicación.

Y, para concluir, se ha desviado el verdadero trabajo de prevención hacia exámenes y análisis generalizados de grupos enteros de población, como se hace con los medios mecánicos, para los que se requieren revisiones periódicas.

Sea cual sea la verdadera razón por la que no se arroja luz sobre prácticas ya consolidadas, incluso desde hace milenios, como en el caso de la palpación del pulso en la MTC, esto no puede sino alejar a la medicina moderna de su verdadera misión: hacer progresar a la humanidad hacia un sistema de vida más armonioso y, por consiguiente, menos patológico. Básicamente, el médico debería trabajar para que su función social desapareciera poco a poco. Lamentablemente, ocurre lo contrario, porque continuamente se definen nuevas ramas de la medicina con su séquito de expertos, mientras que surgen como setas nuevas terapias y nuevos medicamentos para tratar la capa más superficial de los síntomas, y se hace poco por erradicar las causas del malestar de una humanidad que siempre conviene considerar como una forma de vida única que se mueve en una determinada dirección, en lugar de tratar los casos individuales como separados. Cada uno de nosotros es el reflejo de lo que ocurre a nivel global, y la patología no es más que una perspectiva del estado de salud de toda la humanidad.

Dicho esto, me gustaría utilizar esta última parte también para cerrar los diversos círculos abiertos hasta ahora, así como para dar la oportunidad de considerar un salto evolutivo, porque si es bueno evitar repetirnos en círculos viciosos, aún mejor es pasar a un nivel de conciencia mayor, es decir, transformar esos eslabones de la vida en una espiral.

Por este motivo, al arrojar luz sobre lo que he denominado un *sistema de prevención*, partimos de lo que es una parte esencial del trabajo de Reich, de su visión siempre presente ya en los primeros años de su investigación: precisamente la de la prevención.

Y en el trabajo de prevención incluimos:

- El respeto de las dinámicas básicas que conducen al desarrollo bioenergético fisiológico del individuo.
- La práctica de herramientas de diagnóstico energético que, como ya se ha explicado anteriormente, se adelantan en gran medida al diagnóstico somático.

Hablaremos de esto en los siguientes párrafos.

Los niños del futuro

En 1951, Reich creó una fundación dedicada por completo a la investigación sobre el origen de la coraza. El objetivo era observar su formación desde la más tierna infancia. El objetivo era desarrollar herramientas para prevenirla, para prevenir el endurecimiento sistemático del organismo humano que, a largo plazo, desembocaría en diversas neurosis y somatizaciones.

En ese periodo, Reich demostró una vez más ser un auténtico pionero cuando, durante una conferencia, habló de la importancia de satisfacer las necesidades del recién nacido durante el parto, así como de apoyar a la madre desde el embarazo para que el feto tenga un entorno uterino lo más rico y estimulante posible para el desarrollo de sus funciones vitales.

El propio Reich describirá más tarde el primer año de vida como *un período crítico desde el punto de vista biofísico*, subrayando la importancia de proteger el desarrollo bioenergético del niño después del nacimiento.

Este trabajo, como ya he mencionado al hablar de la cabina orgónica, ha sido desarrollado posteriormente por diferentes escuelas en distintos países.

Sin duda, una de las contribuciones más importantes a nivel teórico y práctico es la de la Escuela Española de Terapia Reichiana que, desde hace más de treinta años, lleva a cabo una investigación en este sentido, que ha dado lugar a lo que podría considerarse una nueva rama del paradigma reichiano, es decir, *la Ecología de los Sistemas Humanos*, término acuñado por su propio director, Xavier Serrano Hortelano.

Desde su concepción, el ser humano está inmerso en un sistema humano, forma parte de una relación y está en profundo contacto energético.

Nuestro primer sistema humano de referencia es precisamente el útero de la madre. Podríamos definirlo como una central donde confluye el destilado de la experiencia materna, que incluye pulsaciones, emociones, contacto y lenguaje sonoro. Se puede afirmar que todo esto influye en el desarrollo del embarazo y parto, por lo que en el trabajo que generalmente y de manera reduccionista se define como «preparación para el parto» deberían incluirse técnicas específicas para:

- mejorar la respiración y la pulsación energética de la madre;
- disolver las tensiones que afectan a la libre circulación energética y a la función de expansión y apertura que conduce al libre crecimiento fetal y a una fase expulsiva menos rígida;
- mejorar el contacto y la comunicación entre la madre y el niño, que, si se desarrollan de manera óptima durante el embarazo, reportarán grandes beneficios durante el puerperio;
- asegurar el mejor acompañamiento del sistema madre-niño, diferenciándolo en función de la estructura energética de la madre (hablaremos de esto en breve).

Obviamente, este no es el lugar para describir detalladamente los diferentes instrumentos. El objetivo es concienciar al lector de que se puede hacer mucho más que las preparaciones clásicas para el parto, que a menudo se reducen a una simple carga de conocimientos teóricos, muy lejos de una preparación que aborde la esfera psicoemocional y energética. Y ahora veamos por qué todo esto es tan importante para el trabajo de prevención. Pero primero debemos entender qué se entiende por estructuras energéticas.

Las estructuras energéticas: una cuestión de contacto

Cuando se habla de estructuras, es importante comprender que no se trata de simples tipologías psicológicas, sino de resultados biofísicos de adaptación a traumas o estrés específicos que se han producido en diferentes fases del desarrollo (ontogénesis). La elaboración de la estructura depende de *cuándo* la energía vital (pulsación) del niño ha sido bloqueada o perturbada por el entorno. La compensación de estos traumas puede producirse hasta que se complete el desarrollo al final de la adolescencia.

La comprensión de las estructuras energéticas nos ayuda con cualquier enfoque que queramos adoptar a nivel terapéutico y de coaching, y es fundamental cuando queremos realizar un trabajo de acompañamiento durante la gestación, el parto y el puerperio.

Por lo tanto, en primer lugar, analicemos la ontogénesis de estas tres estructuras y cómo llegar a diagnosticarlas. A continuación, daré breves indicaciones para diferenciar las diferentes necesidades en los tres momentos cruciales del desarrollo del ser humano —embarazo, parto y puerperio— cuando nos encontremos ante una madre que presente una de estas tres organizaciones bioenergéticas diferentes.

En el seno de la terapia caracteroanalítica, la principal herramienta de diagnóstico con la que contamos es la desarrollada por Serrano (2007) denominada D.I.D.E. (Diagnóstico Inicial Diferencial Estructural).

Para formular este diagnóstico, se utiliza una batería de pruebas que analiza varios factores fundamentales:

- **Predisposición constitucional**.
- **Metabolismo bioenergético**.
- **Relaciones objetales** y rasgos de carácter.
- **Bloqueos y tensiones musculares**.
- **Funcionamiento neurovegetativo**, perceptivo y somático.
- **Realidad actual** (situación familiar, laboral, afectiva y síntomas clínicos).

Veamos ahora una breve descripción de estas tres estructuras y cómo fueron observadas originalmente por el propio Reich.

La estructura psicótica: el miedo celular

Cuando Reich se encontró por primera vez con un caso de esquizofrenia (Reich, 1973), describió las consecuencias de un campo energético difuso y nebuloso que llena el espacio circundante y da lugar a percepciones distorsionadas, ya que existe principalmente un bloqueo a nivel del segmento ocular y no se ha producido una maduración adecuada a nivel de los telerreceptores.

La estructura psicótica es la más arcaica, la que hunde sus raíces en el período más temprano y vulnerable: la vida intrauterina y los primeros días después del nacimiento (también denominada fase oral primitiva). Aquí el trauma no es psicológico, sino biofísico. Es una experiencia de terror celular, la percepción de una amenaza a la propia existencia. Ocurre cuando el útero es energéticamente pobre, frío, o cuando el recién nacido sufre una separación traumática de la madre. Para sobrevivir a esta sensación de muerte inminente, el organismo se contrae masivamente, retirando la energía hacia el interior y comprometiendo la futura capacidad de contacto con la realidad. De este modo, la energía no llega a la periferia (piel, sentidos), lo que provoca una falta de límites entre uno mismo y el mundo. El contacto con la realidad se sustituye por un mundo interno proyectivo. El cuerpo presentará un tono muscular flácido alternado con zonas de extrema rigidez «congelada», con una mirada ausente. En la estructura psicótica se observa un bloqueo energético masivo en el primer segmento, el ocular, que determinará una escisión entre la cabeza y el resto del cuerpo, porque la energía no puede descender hacia abajo.

Cualquier enfoque debe estar orientado a la reestructuración y al anclaje a la realidad, a un *grounding*, a la percepción de los propios límites, a devolver la integridad a lo que está esencialmente fragmentado. Todo ello gestionado con ligereza, porque profundizar con técnicas demasiado pesadas podría desencadenar una disociación total. Recuerdo, a este respecto, el caso de una madre soltera que había interrumpido hacía unos meses la terapia de mantenimiento con litio para poder amamantar a su hija. A pesar de haber logrado encontrar su propio equilibrio, la joven entró en una crisis delirante y alucinatoria tras una reunión de grupo emocionalmente muy dura.

Hoy en día están de moda los llamados trabajos *emocionales y corporales*, pero conozco varios casos en los que algunos participantes han sufrido una fuerte desestabilización de la que no han podido salir fácilmente.

En el trabajo de prevención, especialmente cuando nos enfrentamos a una madre con una estructura de este tipo, sería importante tener en cuenta los siguientes puntos:

- **Durante el embarazo (gestación):** El objetivo es transformar el útero en un nido energético vibrante, ya que básicamente carece de energía. Debemos proteger el ecosistema materno del estrés tóxico y los miedos profundos. Es fundamental que la madre mantenga un alto nivel de energía (mediante una buena respiración, una alimentación vital y, si es necesario, el uso de la cabina orgónica).
- **Durante el parto:** Este es el momento decisivo: debemos evitar a toda costa el trauma de la separación y el frío. El parto debe ser respetuoso y fisiológico, idealmente inmerso en la penumbra y el silencio para no agredir los sentidos del recién nacido. En este contexto, el contacto «piel con piel» inmediato no es una opción, sino una necesidad biofísica para tranquilizarlo y asegurarle que la vida continúa.

  Si la madre no presenta tensiones musculares, el parto probablemente será rápido y diarreico. Sin embargo, precisamente esta rapidez hace que sea fundamental un masaje neonatal de recuperación; el objetivo es estimular los telerreceptores que, normalmente, se activan con el intenso paso por el canal del parto. Aunque es una práctica común en muchas culturas, el masaje se convierte en una necesidad imprescindible no solo en los partos repentinos, sino también en las cesáreas, los partos podálicos o gemelares (en los que el segundo bebé atraviesa un canal ya dilatado y recibe menos estímulos).

  Esta activación es vital para despertar al niño al mundo aéreo, donde sus sentidos encuentran infinitas posibilidades de recepción. Dado que estos sentidos se concentran en el primer segmento —la cabeza, sede del cerebro en desarrollo—, el masaje consiste en una estimulación profunda del cráneo. Al colocar al recién nacido sobre el cuerpo materno con la cabeza hacia abajo, se imita la compresión del parto, lo que ofrece una recuperación eficaz si se practica durante las tres primeras semanas de vida. Y vuelvo a insistir en que el masaje neonatal siempre es válido en sus diferentes formas, entre las que cabe recordar el *bioenergético suave* de Eva Reich (2006) y el *Shantala* de Frédérick Leboyer (2023).

- **En el puerperio:** En los primeros días, el recién nacido debe vivir en una simbiosis casi absoluta con la madre. Hay que evitar manipulaciones médicas que no sean estrictamente necesarias y que lo alejen del cuerpo materno. El objetivo es mantener una continuidad energética que le permita aterrizar en el mundo sin terror. Es importante un acompañamiento intenso de la madre, para quien es fundamental tener una referencia energética, ya que, después del parto, podría entrar en crisis por la pérdida de la carga energética interna generada por la presencia fetal.

La estructura borderline (fronteriza): el hambre de amor

Aunque poco conocido, es universalmente aceptado que Reich fue el primero en proporcionar una descripción detallada de lo que hoy se denomina trastorno límite de la personalidad a través de su ensayo *El carácter pulsional* (Reich, 1925).

A nivel bioenergético, el origen de esta estructura se sitúa principalmente en la fase oral primaria, que abarca el primer año de vida hasta el inicio de la autonomía motora hacia los 3-4 años. El trauma central es la carencia afectiva, el abandono emocional o la ambivalencia en la relación con la madre, donde el niño experimenta un miedo neonatal relacionado con la sensación de no recibir la nutrición energética y emocional necesaria. Se trata del drama del contacto fallido: un pecho que alimenta mecánicamente, pero sin calor, un destete brusco u horarios rígidos que ignoran los ritmos biológicos.

Esta insatisfacción crea un núcleo central percibido como un vacío que la persona intenta constantemente llenar a través de estimulaciones externas, dependencias o relaciones simbióticas. Dado que la energía no está contenida por una estructura de carácter sólida, se descarga inmediatamente a través de la acción, manifestándose a menudo de forma impulsiva. En la estructura borderline específica, los bloqueos energéticos son inestables y el segmento oral aparece constantemente tenso porque intenta aferrarse a alguien para no caer en el vacío diafragmático subyacente.

Cuando este núcleo energético irrumpe en estados de crisis, no encuentra una modulación de los impulsos, que corren el riesgo de volverse muy perjudiciales. Es el caso de aquellos actos violentos en los que la persona puede incluso no recordar lo que ha sucedido o por qué lo ha hecho, ya que simplemente cede a los impulsos presa de una profunda ira relacionada fundamentalmente con el miedo al abandono. En la práctica, si el borderline sufre un fuerte estrés, su defensa «secundaria» (la coraza reactiva) puede ceder, exponiendo el núcleo «primario». En este caso, la persona puede pasar rápidamente de un trastorno psicosomático (por ejemplo, gastritis) a un colapso biológico más profundo o a una disociación.

Para el borderline es fundamental un enfoque de contención y refuerzo de la conciencia de las herramientas internas de autogestión, ofreciendo una base segura de referencia y un modelo de empatía que sirva de timón para evitar que el barco sea engullido por el profundo vacío interior de la depresión.

Hoy en día asistimos a un cambio epidemiológico significativo: en los centros clínicos, desde las consultas hasta las estructuras especializadas, la estructura borderline se ha convertido en el tipo predominante, superando con creces la clásica neurosis del siglo pasado y de la época de Reich. Este dato encuentra una confirmación objetiva en las estadísticas médicas, que señalan un aumento exponencial de las disfunciones hormonales y sistémicas. Para comprender esta evolución, es necesario trazar un mapa de la relación entre el carácter y la biología: las biopatías primarias (daños nucleares precoces) son el terreno electo de la estructura psicótica, donde la falta de una coraza cohesionada expone directamente el plasma al colapso; por el contrario, las biopatías secundarias (patologías por estasis como el cáncer) son típicas de la estructura neurótica, caracterizada por una coraza rígida que sofoca el flujo energético.

El trastorno límite se sitúa dramáticamente en la frontera entre estas dos condiciones. Para no caer en el vacío latente o en la fragmentación de la biopatía primaria, el organismo pone en marcha una compensación sistémica que actúa como «barrera» bioquímica cuando falta la barrera del carácter. El ejemplo principal es la disfunción tiroidea: la glándula se utiliza como acelerador metabólico para mantener al individuo en un estado de alerta que impida la disolución psíquica. Este mecanismo explica por qué el borderline encuentra una resistencia feroz al intentar alcanzar un estado vagotónico (de relajación profunda): para esta estructura, la distensión se percibe como una amenaza de aniquilación o de «caída» en el vacío. Por lo tanto, el cuerpo se obliga a una hiper-simpaticotonía perenne.

Otro ejemplo claro de esta dinámica lo encontramos en la dismenorrea y los trastornos del ciclo menstrual. Las estadísticas muestran, también para esta afección, un aumento considerable tanto de los casos como de la intensidad del dolor, con graves repercusiones a nivel social. Según Redón (2025), el flujo menstrual representa fisiológicamente un momento de abandono y descarga vagotónica; sin embargo, en el trastorno límite, esta «entrega» al cuerpo se vive como una peligrosa pérdida de control. El organismo reacciona contrayéndose: la dismenorrea no es, por tanto, un simple dolor local, sino la manifestación de una «arritmia» energética. El dolor agudo y la tensión pélvica se convierten en instrumentos paradójicos de «presencia» que sirven para hiperactivar el sistema nervioso, impidiendo esa liberación energética que la estructura vive como un riesgo de muerte psíquica. La patología menstrual se convierte así en otro escudo que el cuerpo erige para evitar caer en el abismo del vacío nuclear.

Volviendo al trabajo de prevención, cuando se trata de una mujer embarazada, los puntos cruciales son los siguientes:

- **Durante el embarazo:** Se trabaja la conciencia emocional de la madre, ayudándola a conectar con el feto no como una idea, sino como una presencia real. Es importante disipar las ambivalencias o los rechazos inconscientes hacia la maternidad que podrían enfriar el vínculo; y también evitar los idealismos típicos de la estructura borderline, como por ejemplo el del parto en casa. El sistema hormonal, a menudo no completamente integrado a nivel orgánico, podría no responder adecuadamente para afrontar las diferentes fases del parto.
- **En el parto:** El énfasis está en la primera acogida afectiva. Es crucial que el encuentro con la mirada y el pecho de la madre se produzca sin prisas y con calidez. Si el parto es medicalizado (por ejemplo, cesárea), la recuperación inmediata del contacto y un masaje amoroso pueden compensar la interrupción.
- **En el puerperio:** Aquí se juega la partida principal. La prevención consiste en respetar la autorregulación: lactancia a demanda (sin horarios), contacto físico prolongado (llevar al niño consigo),

dormir juntos (colecho). Hay que satisfacer la necesidad de contacto del niño para que se sienta saciado y, solo después, avanzar hacia la autonomía. Una maternidad rica y disponible previene el vacío interior.

También es importante evitar en los años siguientes una posesividad asfixiante y un ansia de control que la estructura borderline pone en práctica incluso con respecto a su propio hijo para evitar el distanciamiento y la separación de algo que compensa un vacío interior.

La estructura neurótica: la represión de la expansión

Esta es la organización más «evolucionada». Su ontogénesis es más tardía, situándose entre los 3 y los 6 años aproximadamente (fase genital-infantil y edípica). Aquí el niño ya tiene un yo formado,[13] pero se encuentra con un entorno que reprime sus impulsos vitales, su curiosidad sexual y su autoafirmación. En esta fase, el trauma es la represión: para no perder el amor de sus padres o por miedo a sus reacciones, el niño aprende a bloquear la respiración, a tensar los músculos y a sacrificar su espontaneidad en aras de la adaptación social. Una educación que no respeta los tiempos fisiológicos y niega el placer del cuerpo obliga al organismo a adoptar esta defensa; por el contrario, un enfoque basado en el contacto y el reconocimiento de las emociones permitiría una maduración saludable.

Es evidente que nos encontramos ante una organización energética que presenta muchos menos riesgos de desestructuración psíquica que las estructuras anteriores, pero que está destinada a sufrir patologías por rigidez tisular. Su patología surge precisamente cuando la coraza se vuelve tan gruesa que impide la nutrición celular y el intercambio energético de los tejidos, lo que conduce a lo que denominamos biopatías secundarias: trastornos cardiovasculares, degeneraciones crónicas y patologías por estasis, como el cáncer.

---

[13] Yo: A diferencia del psicoanálisis clásico, que lo entiende como una instancia psíquica mediadora orientada a la adaptación social, en la perspectiva caracteroanalítica el yo tiene una raíz biofísica y energética. Representa la función de autorregulación del organismo y su potencial de expansión y placer. Mientras que el modelo freudiano se centra en los procesos mentales de mediación entre las pulsiones y la realidad, en el ámbito caracteroanalítico se destaca cómo el yo está concretamente limitado y refugiado detrás de la coraza neuromuscular.

El trabajo con la estructura neurótica debe tener como objetivo hacer emerger la conciencia de los límites impuestos por la coraza y las consecuencias en términos de somatizaciones. Es de vital importancia respetar el orden de los siete segmentos de la coraza de Reich durante la terapia. Este enfoque «cefalocaudal» (de arriba hacia abajo) no es una elección arbitraria, sino que responde a una necesidad bioenergética precisa.

Intervenir en un segmento inferior sin haber relajado primero las tensiones de los superiores significaría liberar una carga energética que el organismo no tiene canales abiertos para gestionar. En estos casos, la energía movilizada desde abajo sube hacia arriba y se encuentra con los bloqueos aún activos (por ejemplo, a nivel del cuello o de los ojos), creando un verdadero «atasco» energético. Las consecuencias de estas improvisaciones terapéuticas, a menudo presentes en enfoques emocionales y corporales genéricos, pueden ser graves: el choque entre la energía liberada y la coraza superior puede desencadenar crisis de angustia insoportables o causar somatizaciones agudas, como fuertes migrañas, taquicardias o sensación de asfixia.

Por el contrario, respetando la progresión de los segmentos, se garantiza que el sistema nervioso y el sistema vascular estén preparados para recibir el flujo de energía cada vez mayor. Al proceder gradualmente, el trabajo terapéutico ayuda al sujeto a recuperar su capacidad de pulsación, permitiendo que la energía fluya armoniosamente hacia la periferia y la genitalidad, devolviendo al individuo la capacidad de sentir placer y actuar en el mundo con auténtica espontaneidad.

En cuanto a un posible enfoque preventivo en el ámbito de la maternidad, se debe tener en cuenta lo siguiente:

- **Durante el embarazo:** se ayuda a la madre a vivir el embarazo con placer y sin sentimientos de culpa, aceptando los cambios del cuerpo y manteniendo una sexualidad satisfactoria con su pareja. Se favorece la disolución de las principales tensiones que reducen la nutrición energética fetal y que podrían interferir en una fase fluida de apertura y expulsión durante el parto.
- **Durante el parto:** Se favorece un parto activo, en el que la mujer sea la protagonista y pueda expresar sus emociones y su poder, sin someterse pasivamente a protocolos rígidos. En muchas estructuras destinadas al parto, a veces se impide incluso que la parturienta

grite, lo que interfiere en la conexión que existe entre la apertura de la garganta (segmento oral-cuello) y la dilatación cervical uterina.

- **En el puerperio y más allá:** La prevención de la neurosis mira hacia el futuro. Significa no imponer ritmos artificiales para «educar» al niño demasiado pronto (por ejemplo, el control forzado de los esfínteres). Significa aceptar el llanto sin reprimirlo y permitir la exploración del propio cuerpo y de la sexualidad infantil sin juicios ni vergüenza. Respetar los tiempos del niño preserva su plasticidad y su capacidad de sentir placer, mediando adecuadamente entre las necesidades bioenergéticas y las exigencias sociales.

Organización energética	Período ontogenético crítico	Alteración en el contacto
Estructura psicótica	Primeros 3-6 meses de vida	Tendencia a la simbiosis con otro individuo (relaciones de pareja o con figuras familiares). La crisis llega cuando la relación termina.
Estructura límite	De 6 meses a 3 años.	Contacto superficial por miedo al abandono. La crisis llega cuando el abandono es real.
Estructura neurótica	De 3 a 7 años	Contacto enmascarado mediado por la defensa del carácter.

Poco a poco nos acercamos al objetivo de este capítulo, que es mostrar cómo esta diferenciación diagnóstica es extremadamente relevante por dos razones: la primera es una comprensión más profunda de lo cruciales que son los primeros años de vida para la integración, estructuración y maduración de todo el sistema bioenergético; la segunda es que nos proporciona información fundamental para una prevención real y un acompañamiento adecuado durante el embarazo, el parto y el puerperio.

Se trata de tres momentos que, cultural e históricamente, casi siempre han sido manipulados, reprimidos y condicionados en detrimento de las necesidades de la mujer. Hoy en día se habla de violencia obstétrica, que no es más que el enésimo atentado contra la fuerza vital generadora basada en el amor de la que la mujer de la humanidad es guardiana.

Actualmente, en los países occidentales se está produciendo un aumento gradual de las depresiones posparto y hay motivos para pensar que muchas de ellas ni siquiera se diagnostican. Otro dato relevante es que la principal causa de muerte posparto es el suicidio, por delante incluso de la hemorragia obstétrica. Los porcentajes rondan el 20 % de las muertes maternas, considerando como período de referencia todo el primer año de vida del niño. En algunos países, este porcentaje llega incluso a más del 30 %.

Podemos darnos cuenta de cómo un acompañamiento adecuado puede compensar estos momentos de fuerte desequilibrio que, sin duda, repercutirán en el desarrollo del futuro niño.

En definitiva, una verdadera labor de prevención significa romper estos círculos viciosos que están embruteciendo a la humanidad y conduciéndola hacia la degeneración social, exacerbando el malestar general y la violencia perpetrada contra los más vulnerables.

Otro fenómeno importante a tener en cuenta es lo que hoy en día se denomina *«Baby Clash»*, es decir, la disminución de la satisfacción relacional en la pareja debido al cambio en la estructura familiar y al estrés que supone la llegada del nuevo miembro.

También en este caso las estadísticas hablan claro y nos muestran que la mayoría de las separaciones se produce en los tres primeros años de vida del niño, con una vulnerabilidad notable en el primer año. Hay muchos factores en juego: desde el cambio de funciones que hay que saber modular adecuadamente hasta el resurgimiento de conflictos psicoemocionales que pueden dañar el contacto dentro de la pareja, desde la incapacidad de ponerse de acuerdo en la gestión educativa hasta la pérdida de sueño que crea un estrés nada desdeñable.

Un dato llamativo es que el fenómeno se reduce en los lugares donde hay un mayor nivel de educación general y donde el acompañamiento al parto incluye también módulos dedicados a la relación de pareja.

La ontogénesis energética desde el punto de vista de la MTC

Veamos ahora cómo se relaciona todo esto con la MTC o, mejor dicho, cómo un modelo paralelo de interpretación energética también está presente dentro de la MTC.

Hemos visto cómo el D.I.D.E. es la herramienta que orienta principalmente al terapeuta en la elaboración del tipo de enfoque. En la MTC, el diagnóstico también se orienta principalmente a la comprensión del cuadro energético, con especial referencia a la sistemática de los canales y colaterales. Esto representa un punto crucial en el que, una vez más, es importante subrayar la importancia de los dispositivos orgónicos.

De hecho, la terapia caracteroanalítica, al abordar las estructuras psicóticas y borderline, aunque constituye un acompañamiento muy válido, se enfrenta a los límites energéticos de las mismas.

Si observamos estas dos estructuras desde el punto de vista de la MTC, nos encontraremos ante una falta de maduración energética que se refleja en una disfuncionalidad de los canales energéticos. Es como si los propios canales no hubieran llegado a completarse.

En particular, esto conduce a deficiencias energéticas y desequilibrios acentuados que se manifiestan en disfunciones que a menudo afectan al sistema inmunológico, al sistema endocrino y al sistema digestivo. Anteriormente hemos visto cómo el sistema inmunológico está directamente relacionado con el potencial energético del sujeto.

Como hemos visto, estamos hablando de sistemas dentro de un organismo unitario que, reiteramos, no están maduros al nacer, pero lo estarán alrededor del tercer año de vida si se dan las condiciones adecuadas para satisfacer las necesidades del niño.

Para comprender mejor el enfoque utilizado en la MTC, tomemos como referencia el ideograma de Tian, que representa al ser humano en su potencial supremo, también definido como hombre estelar (Padilla 2009a, 2009b). En este contexto, representa precisamente al ser humano que ha alcanzado una madurez perfecta y la conciencia de pertenecer a un universo de energía infinita con el control total de sus capacidades.

El ideograma Tian se compone de cuatro trazos, pero su constitución esencial se traza en tres módulos de fuerza:

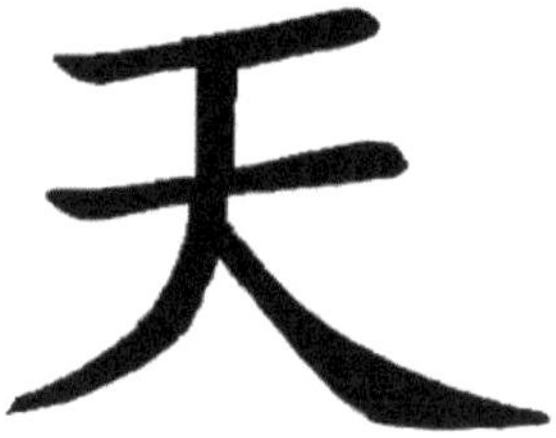

- El Universo: Representado por la línea horizontal superior continua, que implica el infinito y la expansión.
- La Tierra: Representada por el segundo trazo horizontal, que implica la concretización, la contracción.
- El hombre (Ren 人): Situado entre el cielo y la tierra, el hombre es la expresión de la creación que une lo infinito con lo concreto.

La formación de este ideograma nos habla, entre otras cosas, del desarrollo y la estructuración energética del ser humano.

Así podemos visualizar tres fases de desarrollo que, cuando son disfuncionales, corresponden a la formación de las tres estructuras energéticas.

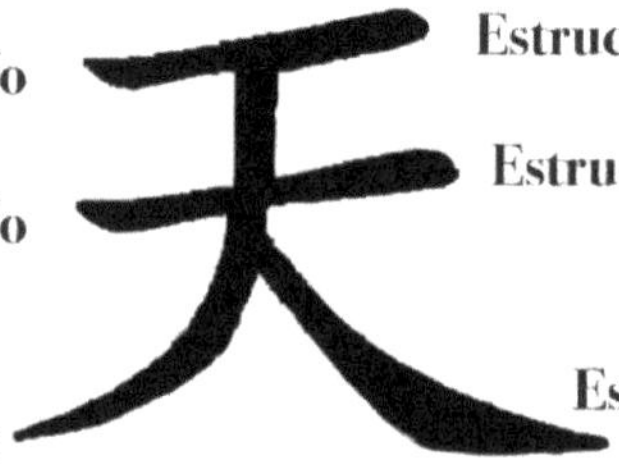

A medida que avanzamos desde lo más inmaterial hacia lo concreto, pasamos de la estructura más primitiva, la psicótica, a la neurótica.

Y para comprender aún mejor esta estructuración y maduración energética, observemos el complejo sistema de canales energéticos.

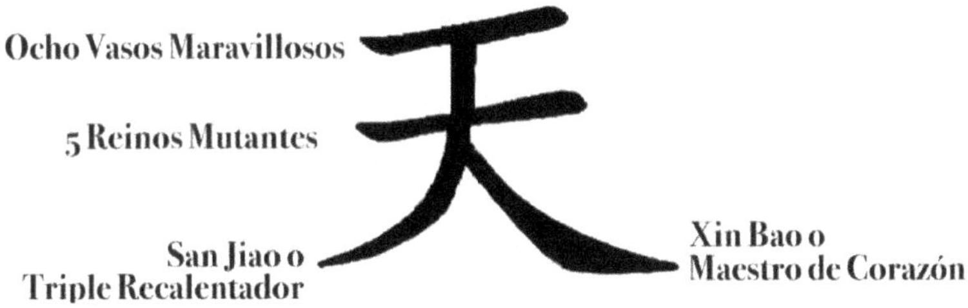

Los Ocho Vasos Maravillosos de la MTC corresponden a la primera fase del desarrollo del ser humano. Son canales energéticos que representan el esquema energético básico. A veces se corresponden con las ocho células que componen la mórula de la fase embrionaria, ocho células que tienen el potencial de desarrollar todas las demás células especializadas de nuestro organismo.

Estos vasos maravillosos o extraordinarios no se corresponden con órganos concretos, como nos tienen acostumbrados los nombres respectivos de los canales energéticos (pulmón, riñón, hígado, etc.), pero podemos actuar sobre ellos a través de puntos/resonadores que adquieren una importancia crucial dentro de un tratamiento precisamente porque inciden en la estructura energética básica.

Luego tenemos otros dos canales: San Jiao y Xin Bao o Triple Calentador y Maestro del Corazón. Tampoco corresponden a órganos concretos, sino más bien a funciones concretas. Se dice que el San Jiao recoge la energía primordial —el Yuan Qi del que ya hemos hablado— y la distribuye para alimentar los demás canales energéticos. El canal del San Jiao se forma ya en el útero y predispone la estructura del sistema. Es el gestor de nuestro metabolismo interno (por eso también se le llama Triple Calentador, por los tres chakras fundamentales que lo componen, también considerados como tres fuegos), y está estrechamente relacionado con el sistema inmunológico y el sistema hormonal. Este canal también está relacionado con el principio femenino.

Luego tenemos Xin Bao o Maestro del Corazón, que comienza a formarse al nacer y que desempeña una función mediadora entre el exterior y el interior. Protege al corazón de los impactos, filtrando la información y las experiencias emocionales. Este canal llega en un segundo momento debido a la compleja evolución social del ser humano. De hecho, también tiene que ver con las relaciones humanas y, en última instancia, con el principio masculino. Por lo general, la acción sobre este canal es determinante cuando el paciente tiene o ha tenido dificultades para gestionar experiencias traumáticas, ya sea por la falta de recursos disponibles en el momento del suceso, como podría ser el caso de un niño que se enfrenta a situaciones que exceden su capacidad de comprensión y gestión.

En última instancia, tenemos finalmente la materialización real en los 5 Reinos Mutantes, así llamados porque en ellos circula la energía que, a medida que pasa de órgano en órgano, adquiere características y funciones diferentes. De hecho, corresponden a órganos (elementos llenos) y vísceras (elementos vacíos por los que solo transitan sustancias, como por ejemplo los alimentos).

Y aquí vale la pena recordar que, en la MTC, los cinco órganos están relacionados con cinco energías emocionales y psíquicas. En la práctica, esto significa que, en los cinco órganos, las cinco emociones de referencia se procesan durante el sueño, de forma subconsciente. Sin embargo, también vale la pena recordar que, en general, cuando tratamos un punto resonante de la MTC, siempre estamos actuando también a nivel psíquico. Esto también lo atestiguan los cambios que los pacientes suelen relatar durante los ciclos de tratamiento, cambios que se refieren a una mejora de la percepción, de sus relaciones, de su percepción del mundo y de la gestión emocional.

Con esto, espero que el lector haya comenzado a intuir la conexión entre la ontogénesis energética china y la conceptualizada en la terapia caracteroanalítica reichiana.

Los modelos de diagnóstico energético

En esta parte del libro, en la que se habla de prevención, no podía faltar un capítulo dedicado a las herramientas de diagnóstico energético, ya que, como hemos visto, nuestro organismo se sustenta en un campo energético y cualquier alteración que se produzca se manifiesta en primer lugar en forma de alteración energética.

Muchas personas tienen una capacidad de escucha muy afinada que, si se acompaña de un cierto instinto de supervivencia, siempre les lleva a tomar las decisiones adecuadas para mantenerse en óptima salud. Sin embargo, no siempre es así, y por eso algunas herramientas de diagnóstico energético resultan muy útiles a nivel de prevención, ya que permiten detectar situaciones de desequilibrio mucho antes de que nuestro cuerpo empiece a fallar o a manifestar patologías concretas.

La prueba de Reich

También en este caso partimos de los interesantes descubrimientos de Reich. Me refiero a la prueba sanguínea que él desarrolló y que nos ofrece un diagnóstico energético bastante preciso.

Esta observación y análisis de la sangre viva, ampliamente ilustrada en su libro *La biopatía del cáncer*, representa un método de investigación biofísica destinado a medir la carga de energía orgónica presente en el organismo mediante el análisis de los glóbulos rojos. El principio fundamental en el que se basa la prueba es que la sangre actúa como transportadora de la energía vital y que el estado de salud de una célula es directamente proporcional a su capacidad para mantener dicha carga energética. Esto también representa un concepto fundamental en la MTC, donde la sangre y la energía siempre van de la mano, y cuando la sangre carece de energía se genera un estancamiento.

La realización de la prueba de Reich requiere la observación microscópica con un aumento muy elevado de una gota de sangre fresca en solución salina. En una primera fase, el investigador observa la pulsación y la amplitud del llamado borde orgónico, un brillo azulado que rodea a los glóbulos rojos sanos y turgentes. En una segunda fase, denominada prueba de esterilización, la sangre se somete a un estrés térmico en autoclave para acelerar el proceso de desintegración biónica. Este paso es crucial para observar cómo reacciona la célula ante la pérdida de su integridad estructural.

Los resultados se manifiestan principalmente a través de dos tipos de reacciones opuestas:

- La reacción biológica (o **reacción B**): es típica de un organismo sano y lleno de energía. En este caso, los glóbulos rojos se descomponen en las grandes vesículas azules y radiantes que ya conocemos: los biones.
- La **reacción T**: se observa en organismos afectados por biopatías cancerosas o con poca vitalidad. El nombre proviene del término alemán *Tod* que significa «muerte». En esta circunstancia, las células no producen biones sanos, sino que se desintegran en minúsculos corpúsculos negros llamados bacilos T, los cuales indican un proceso de degeneración en curso.

El tiempo de desintegración de los glóbulos rojos también es un indicador directo de la reserva energética del organismo: cuanto más «cargada» está la sangre, más resiste la descomposición, lo que refleja una sólida capacidad de defensa inmunitaria.

Desde el punto de vista diagnóstico, Reich atribuía a esta prueba un valor predictivo fundamental, sosteniendo que la aparición de la reacción T podía anticipar en gran medida la manifestación clínica de un tumor u otra patología incipiente.

Además del diagnóstico precoz, la prueba se utilizaba para supervisar la evolución de las terapias orgónicas: el paso gradual de una prevalencia de bacilos T a una producción de biones azules indicaba, de hecho, una recuperación efectiva de la fuerza vital del paciente.

La prueba sanguínea de Reich y la prevención del cáncer

Esta prueba adquiere un enorme valor en el ámbito de la prevención oncológica. Para que esta sea eficaz, es necesario un verdadero cambio de paradigma: dejar de considerar el cáncer como una enfermedad y empezar a verlo como la última y tardía manifestación de un largo proceso de debilitamiento energético sistémico. Como ilustra el Dr. A. Vecchietti (2017), el cáncer no es una enfermedad local o genética, sino una patología global que afecta a todo el organismo y que comienza años antes de la aparición de una masa visible. En este contexto, el análisis de sangre de Reich se convierte en una herramienta inestimable, ya que es una prueba bioenergética (no bioquímica) capaz de medir la vitalidad biológica y la resistencia a la putrefacción de los glóbulos rojos.

Como ya se ha mencionado, una sangre predispuesta a la patología muestra una «reacción T»: los glóbulos están contraídos, espinosos y se desintegran rápidamente en minúsculos corpúsculos llamados bacilos T. Estos bacilos no son simples gérmenes, sino productos de la degeneración tisular que atacan a las células sanas, desencadenando la reacción vesicular que conduce al cáncer.

Gracias a este examen microscópico in vivo, es posible identificar cinco etapas precisas de la evolución cancerosa descritas en el texto de Vecchietti, mucho antes de que la oncología clásica pueda detectar algo:

1. **Ca1 (Daño):** Las células sanas, atacadas por los bacilos T o por debilidad energética, comienzan a llenarse de vesículas.
2. **Ca2 (Reorganización):** Las vesículas internas se agrupan formando nuevos cúmulos estructurados.
3. **Ca3 (Células en forma de maza):** Es la etapa crucial para el diagnóstico precoz. Se forman células en forma de maza, que no pertenecen a ningún tejido humano normal. Su detección permite diagnosticar el proceso canceroso años antes de la formación del tumor.
4. **Ca4 (Células móviles):** Las células maduran y se vuelven móviles y ameboides, capaces de infiltrarse en los tejidos.
5. **Ca5 (putrefacción):** Es la fase terminal, caracterizada por la muerte de las células cancerosas y su descomposición en más masas de bacilos T, que envenenan el organismo (caquexia).

Intervenir cuando el paciente se encuentra en las fases iniciales (Ca1-Ca3), identificables solo mediante esta prueba, significa poder actuar sobre las causas energéticas primarias, recargando el organismo e interrumpiendo la producción de bacilos T antes de que se desencadene el proceso irreversible de la putrefacción tumoral.

La prueba de sangre de Bigelsen

Personalmente, considero la prueba de sangre del Dr. Harvey Bigelsen una interesante evolución de la prueba de sangre de Reich, ampliamente citada en su libro sobre la sangre holográfica (2022). La innovación más significativa del Dr. Bigelsen se refiere al uso de la microscopía de campo oscuro para observar la sangre viva.

Descubrió que la sangre actúa como una especie de «placa fotográfica» energética. Dentro de una sola gota se pueden observar imágenes tridimensionales llamadas *simplastos*. No se trata de objetos físicos en circulación (ya que solo una célula a la vez puede atravesar un capilar y estas imágenes pueden ser significativamente más grandes que una célula), sino hologramas creados por el campo energético de la sangre que reflejan el estado de órganos específicos o traumas pasados. Un diente infectado (donde infección significa simplemente deficiencia energética) o un órgano enfermo proyectan su frecuencia en la sangre, que la visualiza en forma de imagen.

El Dr. Bigelsen integra la medicina biológica con la psicología, sosteniendo que las emociones son el factor principal que determina la dirección de una enfermedad. Basándose en el trabajo de Wilhelm Reich sobre la coraza neuromuscular, explica cómo el estrés y las emociones reprimidas (ira, miedo, falta de amor) crean tensiones físicas que bloquean el flujo energético y provocan el estancamiento del «terreno», favoreciendo el desarrollo de patologías crónicas. El libro también incluye un análisis detallado de cómo la estructura de la boca, los dientes y las cicatrices quirúrgicas actúan como «campos de interferencia» que perturban la homeostasis de todo el organismo. Esto está en perfecta armonía con los principios relativos al DOR de Reich y la energía estancada en la medicina tradicional china.

Él define el *Biograma* como la interpretación global de los mensajes de la sangre, la historia del paciente (hemobiografía) y los signos físicos. A través de casos clínicos que van desde la esclerosis múltiple hasta la leucemia, el autor demuestra cómo la identificación y resolución de los simplastos en la sangre pueden guiar al médico hasta la raíz de la patología, a menudo relacionada con traumas emocionales no resueltos.

En resumen, mientras que la prueba de Reich proporciona una estimación de la vitalidad del organismo a través de la observación biónica, la prueba holográfica del Dr. Bigelsen ofrece definiciones más precisas sobre dónde buscar la raíz del problema. En términos de prevención, la prueba del Dr. Bigelsen es revolucionaria. Permite ver la «forma» de una patología cuando aún es solo información o un desequilibrio energético en el plasma, mucho antes de que los exámenes clínicos tradicionales detecten daños en los órganos. La prueba Holographic Blood® también resulta útil en la fase de verificación terapéutica, ya que la velocidad con la que cambian las imágenes después de cada intervención permite un seguimiento constante de la respuesta del cuerpo al tratamiento.

A continuación se muestran algunas imágenes para comprender el potencial de esta prueba, por cortesía de Josh Biegelsen.

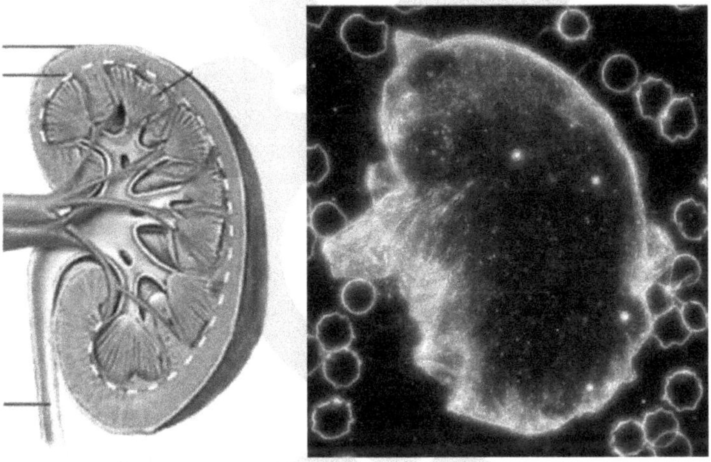

Fig. 29: Análisis de sangre según el método Bigelsen. Izquierda: representación anatómica de la estructura del riñón. Derecha: imagen microscópica de un simplasto renal en el plasma. El fenómeno demuestra la capacidad del campo sanguíneo para proyectar hologramas morfológicos exactos de los órganos afectados.

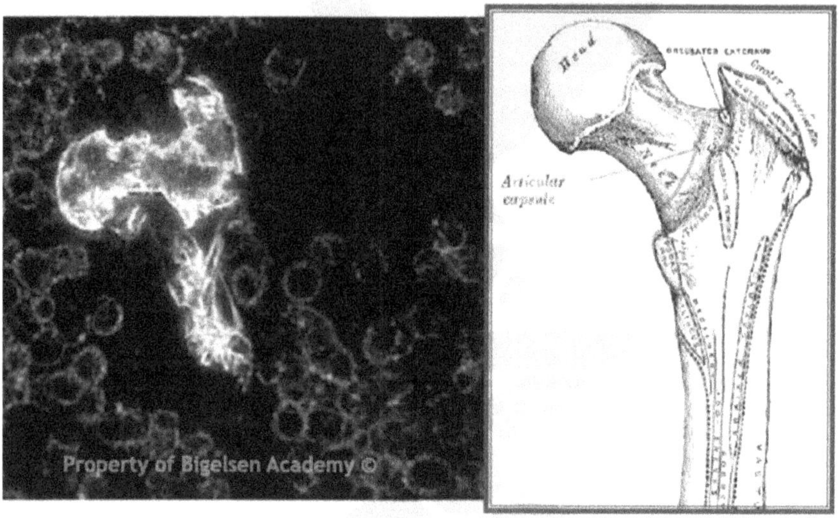

Fig. 30: Fémur

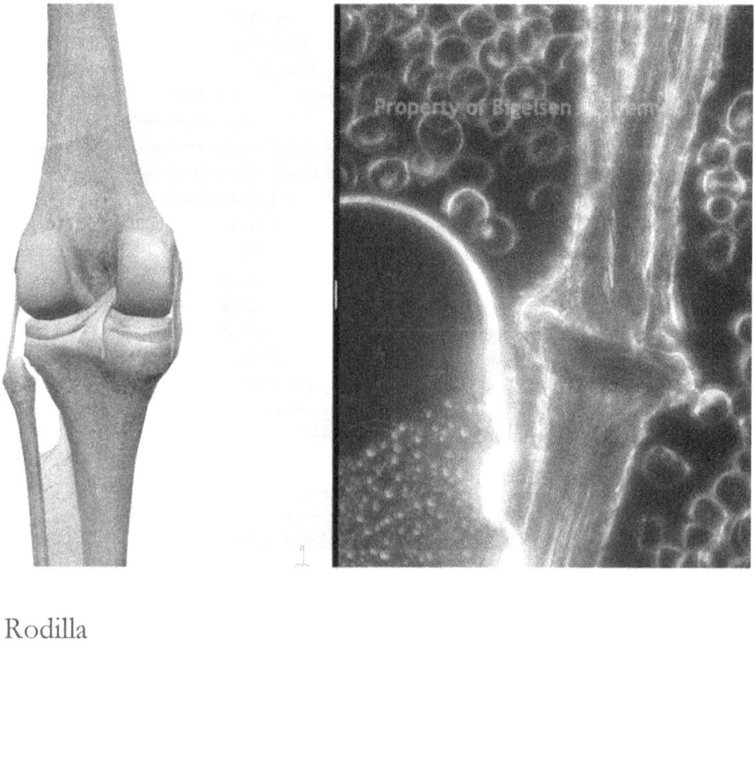

Fig. 31: Rodilla

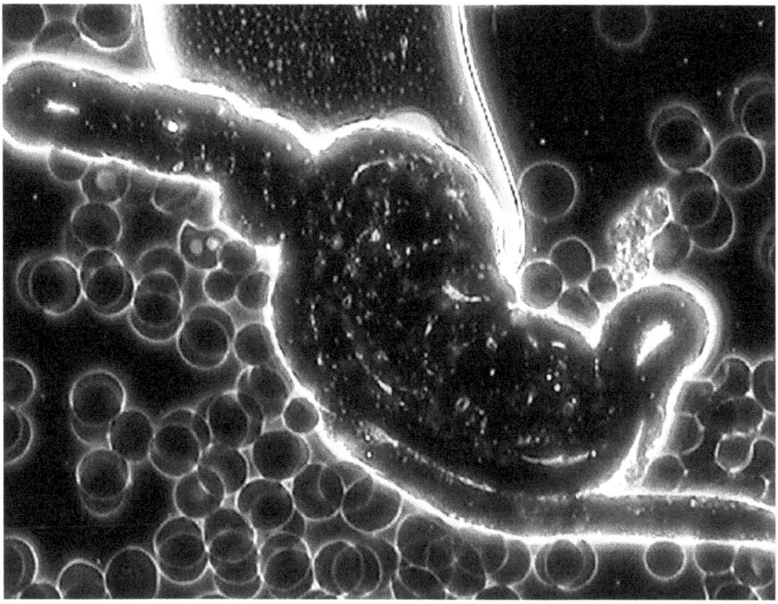

Fig. 32: Feto

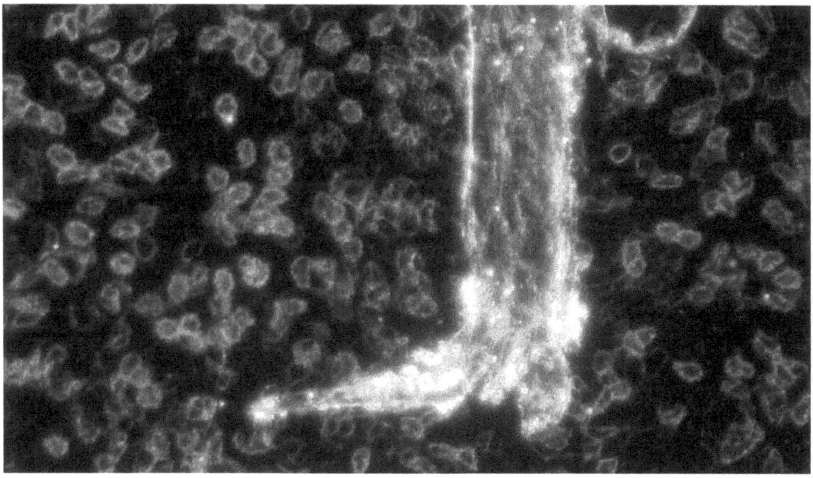

Fig. 33: Pie y pierna

La V.E.S.: velocidad de sedimentación globular

Lamentablemente, las dos pruebas mencionadas anteriormente siguen siendo servicios minoritarios, por lo que aún resulta difícil encontrar laboratorios equipados y dispuestos a realizar dichos análisis. Una alternativa ciertamente no equiparable, pero que en general puede darnos indicaciones sobre la vitalidad del organismo humano y que es una práctica habitual cuando se trata de realizar análisis de sangre, es la medición de la velocidad de sedimentación globular, comúnmente indicada con el acrónimo VSG.

Para la medicina oficial, la VSG es un indicador inespecífico de inflamación o daño tisular, una especie de «alarma roja» que señala un incendio ya declarado en el organismo (como una infección o una enfermedad autoinmune), pero que pierde significado si los valores se encuentran dentro de los rangos normales.

Desde el punto de vista técnico, el examen se realiza tomando una muestra de sangre venosa y mezclándola con un anticoagulante dentro de una pipeta graduada. El tubo se coloca en posición vertical durante exactamente una hora, tiempo durante el cual los glóbulos rojos tienden a precipitarse hacia el fondo por gravedad. Lo que el médico observa al cabo de ese tiempo es la altura de la columna de plasma claro que se ha formado en la parte superior; cuanto mayor es el espacio vacío dejado por los glóbulos rojos, mayor es la velocidad de sedimentación.

Según la física de los líquidos, el comportamiento de los glóbulos rojos está determinado por el potencial zeta, es decir, la carga eléctrica negativa que normalmente los recubre y hace que se repelan entre sí, manteniéndolos en suspensión. Cuando el organismo se enfrenta a una inflamación, el hígado produce proteínas específicas, como el fibrinógeno, que neutralizan estas cargas, permitiendo que las células se agrupen en pilas llamadas *rouleaux*. Estas formaciones, al ser más pesadas que las células individuales, caen mucho más rápido hacia el fondo.

Desde una perspectiva energética basada en los estudios de Wilhelm Reich, esta misma velocidad de caída adquiere un significado más profundo relacionado con la vitalidad del plasma. En este contexto, los glóbulos rojos se consideran portadores de carga orgónica: una sangre energéticamente sana posee una fuerte repulsión interna que mantiene los glóbulos en suspensión, lo que da como resultado una VSG baja. Por el contrario, una VSG elevada indica una pérdida de esta tensión vital, lo que sugiere una biopatía por contracción o un estado de estancamiento energético. En este sentido, mientras que la medicina convencional utiliza la VSG como una alarma para patologías ya manifiestas, la visión energética la emplea como un verdadero medidor del potencial energético del organismo, capaz de poner de manifiesto desequilibrios profundos incluso años antes de que el daño físico sea detectable por los protocolos clínicos estándar. Esto convierte al examen en una herramienta valiosa y, al mismo tiempo, fácil de realizar, para el control periódico de la carga energética del organismo, aunque, repito, no proporciona la información detallada que nos dan las pruebas de Reich y Bigelsen.

La palpación del pulso como prevención

El diagnóstico del pulso es una de las herramientas preventivas más refinadas de la medicina tradicional china, ya que permite detectar el estado energético del organismo mucho antes de que un desequilibrio se manifieste como una patología orgánica declarada. A través de la palpación, el terapeuta no solo evalúa la frecuencia cardíaca, sino que capta las cualidades del Qi y la sangre que fluyen por los canales, obteniendo una instantánea de la vitalidad del paciente que precede a los signos clínicos visibles. Un primer aspecto muy importante de esta prevención reside en la capacidad del pulso para sintonizar con los ciclos de la naturaleza y las estaciones: en primavera, el pulso debería presentarse naturalmente tenso como un brote que empuja; en verano, más amplio y superficial para reflejar el máximo Yang; en otoño, fluctuante, a veces amplio, como una hoja que cae ondeando; y en invierno, más profundo y oculto, coherente con la fase de conservación del agua. Cuando el pulso no sigue este ritmo estacional, por ejemplo, presentándose profundo en verano o amplio en invierno, revela inmediatamente una discordancia entre la energía interna del individuo y la energía ambiental. Esta discrepancia se considera una señal temprana de vulnerabilidad: al identificar un pulso que no sigue la estación, el médico puede intervenir rápidamente para reequilibrar el terreno energético, previniendo así el desarrollo de enfermedades que, sin este sutil seguimiento, solo aparecerían una vez alcanzada la fase física.

Además, a partir del pulso se puede evaluar el estado de todos los órganos mucho antes de que los exámenes clásicos de la medicina occidental puedan revelar una disfunción. Esto puede ser muy útil también en aquellos casos en los que se está llevando a cabo una terapia farmacológica que presenta riesgos para determinados órganos y nos interesa evaluar cada vez su funcionalidad energética para comprender exactamente cuándo el cuerpo comienza a dar señales de sufrimiento. Recientemente, me ocurrió con un paciente en quimioterapia que el medicamento utilizado estaba dañando la energía del pulmón. De hecho, después de más de cuatro meses de tratamiento, una radiografía de tórax reveló un derrame pleural abundante. Con otro paciente, los daños en el hígado se revelaron mucho antes de que se detectaran anomalías en la prueba de función hepática.

En otro caso de EPOC, enfermedad pulmonar obstructiva crónica, pude evaluar con certeza si el paciente estaba realizando los tratamientos con proyectores orgónicos en casa o no, ya que la energía pulmonar mejoraba notablemente en el primer caso.

En otras situaciones se puede evaluar la presencia de posibles estancamientos energéticos, emociones no expresadas o ansiedad.

Ahora, tras varios años de práctica, puedo confirmar que la palpación del pulso, cuando se practica correctamente, puede darnos una imagen bastante detallada del estado de salud del paciente, de la naturaleza energética del desequilibrio existente y, en consecuencia, de cómo elaborar un tratamiento. Todo esto, repito, incluso antes de que se pueda observar una anomalía en los exámenes clínicos clásicos.

¿Y ahora que ha llegado al final?

A menudo, llegar a las últimas páginas de un libro produce una sensación de entusiasmo y euforia, pero al mismo tiempo de melancolía, quizá debido al fuerte deseo de seguir adelante. Así que, querido lector, aquí tienes estas últimas líneas con algunos consejos prácticos.

Si has leído el libro y quieres poner en práctica los conocimientos adquiridos, ya sea por curiosidad o porque crees que es el camino correcto para mejorar tu salud, me gustaría hacer algunas aclaraciones.

En el primer caso, ten en cuenta que la construcción de dispositivos orgónicos y la experimentación requieren tiempo y también un poco de espacio. Por lo tanto, para evitar acumular acumuladores orgónicos, apilados en casa y sin usar, evalúa bien los objetivos de tu compromiso y, sobre todo, si te inclinas más por la construcción o la experimentación. En el primer caso, podrías aliarte con otro aficionado más inclinado a la programación y el desarrollo de experimentos. En el segundo, podrías pensar en adquirir un acumulador orgónico ya listo y preparado para tus experimentos. El autor está a tu disposición tanto para esto como para cualquier consulta sobre posibles detalles técnicos.

Si, por el contrario, este libro te ha motivado a probar la energía orgónica para cuidar tu salud, te invito a que me consultes, ya que también en este caso podría evaluar contigo el dispositivo y el mejor camino a seguir en función de tu situación inicial. Esto quiere decir que si necesitas una faja o una cabina orgónica, pero no tienes todo el tiempo, el espacio, el equipo y los conocimientos necesarios para fabricarlas, es mejor adquirir una y empezar a cuidarte de inmediato, en lugar de posponerlo todo y luego olvidarte del potencial de estos fantásticos dispositivos.

Por último, para aquellos que deseen adquirir un conocimiento más profundo, he elaborado varios programas de formación en función del objetivo fijado y de la disponibilidad de tiempo, desde el uso básico de los proyectores orgónicos hasta cursos propiamente dichos de larga duración, que permiten conocer de primera mano el mundo de la medicina orgónica y la medicina tradicional china.

A este respecto, pueden visitar la sección «enseñanza» del sitio web: https://psicoecologica.wixsite.com/accumulatoreorgonico/es

Espero haber despertado la curiosidad suficiente para profundizar en el conocimiento y el uso de la energía orgónica, que sigue siendo uno de los descubrimientos más fascinantes y, al mismo tiempo, más fácilmente aprovechables del último siglo.

ANEXO DOCUMENTAL

A continuación, se presentan los informes médicos relativos a algunos casos mencionados en la tercera parte del libro. Para mayor claridad, se repite el título correspondiente a cada caso.

A1. Caso con posible tiroiditis de Riedel

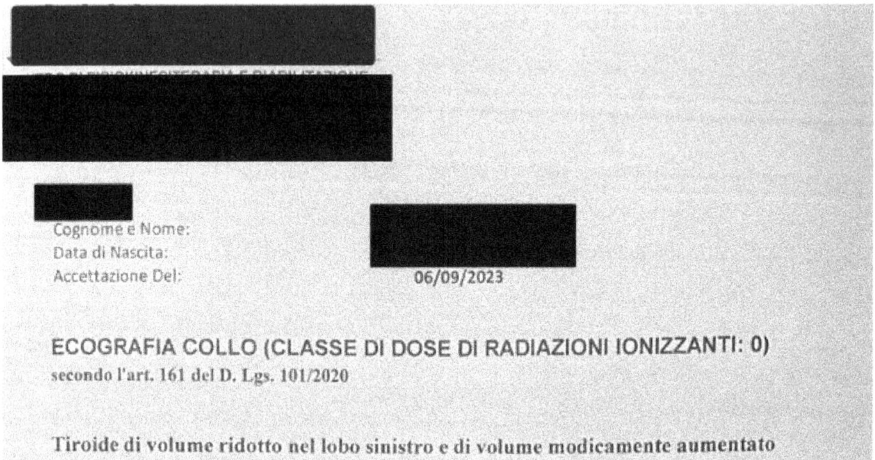

[redacted]

[redacted]

Cognome e Nome: [redacted]
Data di Nascita:
Accettazione Del: 06/09/2023

ECOGRAFIA COLLO (CLASSE DI DOSE DI RADIAZIONI IONIZZANTI: 0)
secondo l'art. 161 del D. Lgs. 101/2020

Tiroide di volume ridotto nel lobo sinistro e di volume modicamente aumentato nel lobo destro.
Entrambi i lobi mostrano ecostruttura disomogenea con pattern pseudonodulare non associato a patologia focale. La stiffness parenchimale è fortemente disomogenea e notevolmente aumentata (> 100 kPa) come di frequente riscontro nei casi di fibrosi importante.
Il quadro pare riferibile in prima istanza a tiroiite lignea di Riedel.
Si consiglia gestione endocrinologica del seguito diagnostico/terapeutico..
Trachea in asse, di normale ampiezza.
Non significative adenopatie in sede laterocervicale.
Normali le carotidi (ove si eccettui qualche minima pacca lipoidea a superficie liscia, dello spessore < 2 mm), le arterie vertebrali e le vene giugulari.

[redacted]

Doc. 1: Ecografía de cuello (06/09/2023): sospecha de tiroiditis de Riedel con fibrosis importante y rigidez parenquimatosa muy elevada (> 100 kPa)

[redacted]

Centro Medico Polispecialistico
Laboratorio Analisi Cliniche e Microbiologiche

[redacted]

[redacted]

PRIVATO - 06/09/2023 Reparto:
Data refertazione: 09/09/2023

determinazioni richieste	esiti	valori di riferimento
FT3 ELFA	**6,83 pmol/l**	2.8-6.3
FT4 eclia	18,20 pmol/l	11.5- 22.7
TSH eclia	**0,31 microUI/ml**	0.4 - 4.0
PSA (Antig.prostatico specifico) TOTALE ELFA	0,89 ng/ml	< 4,00
PSA free elfa		
PSA Free	0,24 ng/ml	

Laboratorio con certificazione di qualità ISO 9001:2015. Valutazione Esterna di Qualità Az. Ospedaliera Universitaria Policlinico Careggi Firenze

[redacted]

Doc. 2: Análisis de laboratorio (09/09/2023): los valores muestran un hipertiroidismo leve, con FT3 elevado (6,83 pmol/l) y TSH disminuido (0,31 microUI/ml).

ELETTROFORESI SIEROPROTEICA		
albumina	62,6 %	55,0 66,0
alfa 1	4,8 %	2,5 6,0
alfa 2	12,6 %	7,0 13,0
beta 1	6,4 %	4,8 7,5
beta 2	4,5 %	3,5 7,5
gamma	9,1 %	11,0 20,0
rapporto A/G	1,67	
grafico		

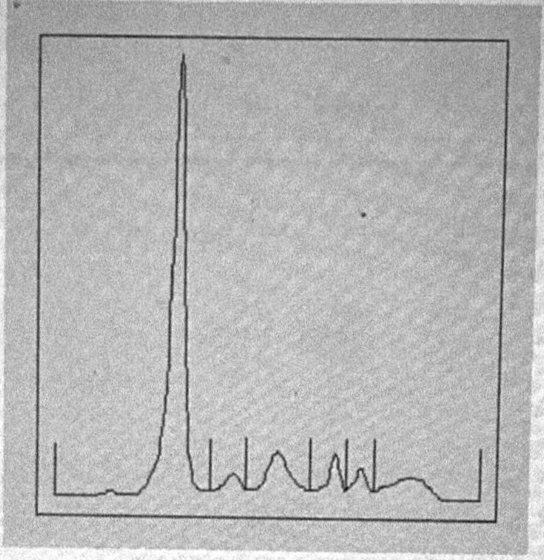

Commento		
FT4 Tiroxina libera	0,81 ng/dl	0,70 1,50
FT3 Triiodotironina libera	2,54 pg/ml	1,71 3,71
hTSH Ormone tireostimolante	12,34 micro UI/ml	0,20 3,60
ESAME COMPLETO URINE		
Colore	GIALLO PAGLIERINO	
Aspetto	LIMPIDO	
Ph	5,5	4,8 8,0
Glucosio	0 mg/dL	< consultare tabella
Proteine	0 mg/dL	0 20
Emoglobina	0,00 mg/dl	< consultare tabella
Corpi Chetonici	0,0 mg/dl	< consultare tabella
Bilirubina	0,00 mg/dl	< consultare tabella
Urobilinogeno	0,2 mg/dl	0,0 0,4
Nitriti	ASSENTI	Assenti
Peso specifico	1024	1007 1030
ES.MICROSCOPICO DEL SEDIMENTO:	2-5 cristalli di ossalato di calcio	
Commento		

Doc. 3: Análisis de sangre y orina (12/2023): se evidencia un TSH elevado (12,34 micro UI/ml) indicativo de hipotiroidismo, asociado a una leve disminución de las gammaglobulinas (9,1 %).

Dati anagrafici

[redacted] Sesso M

Provenienza

Esiti

Esame	Esito	Valore di riferimento
PROTEINE TOTALI	6,3 g/dL	6,0 8,5
PROTEINA C REATTIVA	0,40 mg/L	0,00 5,00
COLESTEROLO	214 mg/dL	
COLESTEROLO LDL	146 mg/dL	
VITAMINA B12	700 pg/ml	191 663
TESTOSTERONE	8,97 ng/ml	< consultare tabella >
ELETTROFORESI SIEROPROTEICA		
albumina	67,4 %	55,0 66,0
alfa 1	4,1 %	2,5 6,0
alfa 2	9,4 %	7,0 13,0
beta 1	6,6 %	4,8 7,5
beta 2	3,6 %	3,5 7,5
gamma	8,9 %	11,0 20,0
rapporto A/G	2,07	
grafico		

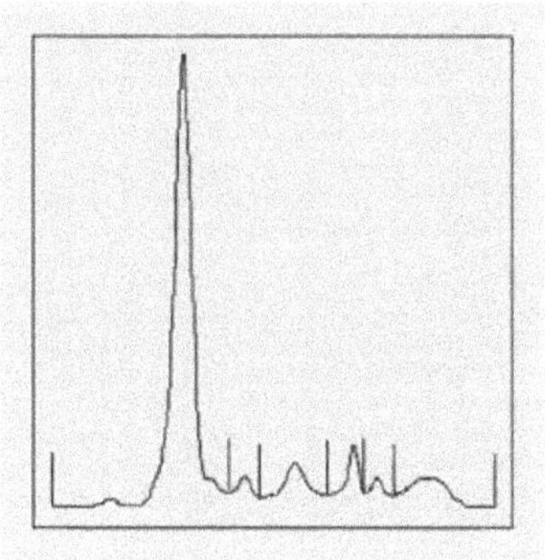

Commento		
FT4 Tiroxina libera	0,83 ng/dl	0,70 1,50
FT3 Triiodotironina libera	2,76 ng/ml	1,71 3,71
hTSH Ormone tireostimolante	6,50 misro UI/ml	3,30 3,60
PRELIEVO EMATICO		
ESAME COMPLETO URINE		
Colore	GIALLO	
Aspetto	LIMPIDO	
Ph	5,5	4,8 8,0
Glucosio	0 mg/dL	< consultare tabella >
Proteine	20 mg/dL	0 20
Emoglobina	0,00 mg/dl	< consultare tabella >
Corpi Chetonici	5,0 mg/dl	< consultare tabella >
Bilirubina	0,00 mg/dl	< consultare tabella >
Urobilinogeno	0,2 mg/dl	0,0 0,4
Nitriti	ASSENTI	Assenti
Peso specifico	1025	1007 1030
ES.MICROSCOPICO DEL SEDIMENTO:	> 10 cristalli di ossalato di calcio per campo	
Commento		

Doc. 4: Análisis clínicos (6/03/2024): se observa un valor elevado de TSH (6,50 micro UI/ml).

A2. Caso con arritmia cardíaca e hipertensión

Sig. [redacted]
Data Nascita: **27/01/1935**

Data Accettazione **15/09/2023**
Dott.[redacted]
Cod. **15003** Pag. 1 di 2

Esami	Risultato	U.Misura	Valori Riferimento
Ematologia			
ESAME EMOCROMOCITOMETRICO			
Globuli rossi (RBC)	↓ 3760000	/µl	4.000.000 - 5.500.000
Globuli bianchi (WBC)	↓ 3810	/µl	4.000 - 10.000
Emoglobina in % (HBG)	↓ 7,5	g/dl	13 - 16,5
Ematocrito (HCT)	↓ 25,3	%	38 - 48
Valore Corp. Medio (MCV)	↓ 67,3	fl	82 - 98
Conten.cell.medio Hb(MCH)	↓ 19,9	pg	27 - 32
Concen.cell.media(MCHC)	↓ 29,6	%	32 - 36
Piastrine	260000	/µl	150.000 - 450.000
Linfociti	25,20	%	20 - 50
Monociti	7,60	%	0 - 14
Eosinofili	3,40	%	0 - 6
Basofili	0,50	%	0 - 1
Neutrofili	63,30	%	37 - 72
Linfociti (val. assoluto)	↓ 0,96	x 10^3/µl	1 - 3,7
Monociti (val. assoluto)	0,29	x 10^3/µl	0,1 - 0,9
Eosinofili (val. assoluto)	0,13	x 10^3/µl	0 - 0,4
Basofili (val. assoluto)	0,02	x 10^3/µl	0 - 0,1
Neutrofili (val. assoluto)	2,41	x 10^3/µl	1,5 - 7
RDW-cv	17,3	%	11,5 - 18,0

Metodo: Citometria a flusso in fluorescenza (per WBG e formula leucocitaria) e Impedenziometria (per RBG e PLT).

Esami	Risultato	U.Misura	Valori Riferimento
Coagulazione			
D-DIMERO Coagulativo	144	ng /mL	fino a 232

Il Direttore
Dott.ssa [redacted]
Biologa
Spec. in Patologia Clinica

Doc. 5: Hemograma (15/09/2023): se evidencia un cuadro de anemia microcítica marcada (Hemoglobina 7,5 g/dl, VCM 67,3 fL) asociada a una leve leucopenia (3810/µL). Tras estos análisis, el cardiólogo procedió a la suspensión del anticoagulante.

[redacted]

Sig. [redacted]
Data Nascita: **27/01/1935**

Data Accettazione **23/10/2023**
Dott.[redacted]
Cod. **23003** Pag. 1 di 3

Esami	Risultato	U.Misura	Valori Riferimento
Ematologia			
ESAME EMOCROMOCITOMETRICO			
Globuli rossi (RBC)	4110000	/µl	4.000.000 - 5.500.000
Globuli bianchi (WBC)	4050	/µl	4.000 - 10.000
Emoglobina in % (HBG)	↓ 8,1	g/dl	13 - 16,5
Ematocrito (HCT)	↓ 27,4	%	38 - 48
Valore Corp. Medio (MCV)	↓ 66,7	fl	82 - 98
Conten.cell.medio Hb(MCH)	↓ 19,7	pg	27 - 32
Concen.cell.media(MCHC)	↓ 29,6	%	32 - 36
Piastrine	236000	/µl	150.000 - 450.000
Linfociti	27,40	%	20 - 50
Monociti	9,40	%	0 - 14
Eosinofili	5,20	%	0 - 6
Basofili	1,00	%	0 - 1
Neutrofili	57,00	%	37 - 72
Linfociti (val. assoluto)	1,11	x 10^3/µl	1 - 3,7
Monociti (val. assoluto)	0,38	x 10^3/µl	0,1 - 0,9
Eosinofili (val. assoluto)	0,21	x 10^3/µl	0 - 0,4
Basofili (val. assoluto)	0,04	x 10^3/µl	0 - 0,1
Neutrofili (val. assoluto)	2,31	x 10^3/µl	1,5 - 7
RDW-cv	↑ 20,4	%	11,5 - 18,0

Metodo: Citometria a flusso in fluorescenza (per WBG e formula leucocitaria) e Impedenziometria (per RBG e PLT).

RETICOLOCITI	1,21	%	0,6 - 2,10

Il Direttore
[redacted]
Biologa
Spec. in Patologia Clinica

Doc. 6: Hemograma (23/10/2023): se observa una leve mejoría de la anemia microcítica, con un incremento de la hemoglobina a 8,1 g/dl (frente a los 7,5 anteriores). Los glóbulos blancos y las plaquetas se encuentran dentro de los rangos de normalidad.

[redacted]

Sig. [redacted]
Data Nascita: 27/01/1935
[redacted]
Data Accettazione 09/01/2024
Dott. [redacted]
Cod. 09005 Pag. 1 di 2

Esami	Risultato	U.Misura	Valori Riferimento
Ematologia			
ESAME EMOCROMOCITOMETRICO			
Globuli rossi (RBC)	4500000	/µl	4.000.000 - 5.500.000
Globuli bianchi (WBC)	6320	/µl	4.000 - 10.000
Emoglobina in % (HBG)	↓ 9,8	g/dl	13 - 16.5
Ematocrito (HCT)	↓ 31,5	%	38 - 48
Valore Corp. Medio (MCV)	↓ 70,0	fl	82 - 98
Conten.cell.medio Hb(MCH)	↓ 21,8	pg	27 - 32
Concen.cell.media(MCHC)	↓ 31,1	%	32 - 38
Piastrine	221000	/µl	150.000 - 450.000
Linfociti	21,80	%	20 - 50
Monociti	9,20	%	0 - 14
Eosinofili	2,80	%	0 - 6
Basofili	0,30	%	0 - 1
Neutrofili	65,90	%	37 - 72
Linfociti (val. assoluto)	1,38	x 10^3/µl	1 - 3.7
Monociti (val. assoluto)	0,58	x 10^3/µl	0.1 - 0.9
Eosinofili (val. assoluto)	0,18	x 10^3/µl	0 - 0.4
Basofili (val. assoluto)	0,02	x 10^3/µl	0 - 0.1
Neutrofili (val. assoluto)	4,16	x 10^3/µl	1.5 - 7
RDW-cv	↑ 18,6	%	11.6 - 18.0

Metodo: Citometria a flusso in fluorescenza (per WBG e formula leucocitaria) e impedenziometria (per RBG e PLT)

Coagulazione			
D-DIMERO immunoenzymometrico	↑ 0,84	µg / mL	< 0,50

Il Direttore
Dott. [redacted]
Biologa
Spec. in Patologia Clinica

Doc. 7: Hemograma y coagulación (09/01/2024): persiste un cuadro de anemia microcítica (Hemoglobina 9,8 g/dl, VCM 70,0 fL) con una mejoría parcial respecto al anterior.

Dott. [redacted]

+39 [redacted]

Paziente			
ID	[redacted]	Data di nascita	27/01/1935
Cognome	[redacted]	Età	87 Anni
Nome	[redacted]	Sesso	Femmina
Secondo nome			

Esame		
Data esame	07/06/2022	Indicazioni
Ora inizio esame	09.24.00	
Durata	47 h, 59 m	
Battiti	251863	Terapia
Normale=99%	*Atipico=0%*	
Stimolato=0%	*Artefatto=6%*	

Analisi			
RR		***Eventi ventricolari***	
FC media	92 bpm	VEB	0
FC min	64 bpm (14:52 (2))	CPT	0
FC max	134 bpm (08:47 (2))	TV	0
		BIG	0
AFIB	0 h, 0 m (0%)	TRIG	0

Conclusioni

VEB=34

RITMO DA FLUTTER ATRIALE A MEDIO-ALTA RISPOSTA VENTRICOLARE. RARE EXTRASISTOLI VENTRICOLARI. NON PAUSE PATOLOGICHE.

Data/ora 09/06/2022 12.52.37 ***Firma*** [redacted]

Analisi aritmie			Analisi famiglie	Analisi ST
TSV >= 140 bpm BRA <= 50 bpm PAU >= 2000 ms TV >= 100 bpm	Prematurità Normale = 40% Prematurità Atipico = 5%	Analisi AFIB = No Analisi artefatti = No	Correlazione = 95% Tolleranza di ampiezza = 30% Numero massimo = 40	Sopraslivellamento >= 100 µV Sottoslivellamento <= -100 µV

cubeholter 2.1 [redacted] - Data esame 07/06/2022 09.24.00 1/9

Doc. 8: Informe del Holter ECG (7/6/2022): ritmo sinusal con una frecuencia media de 66 lpm. Se evidencia una arritmia extrasistólica caracterizada por extrasístoles supraventriculares poco frecuentes (una salva de 6 latidos) y extrasístoles ventriculares polimorfas aisladas.

Cardioline Report First Row
Cardioline Report Second Row
Cardioline Report Third Row
Cardioline Report Fourth Row

Report Holter

Dati Paziente

Nome	Sesso	Data di nascita	Età	
[redacted]	Femmina	27/01/1935	88A	
ID		ID secondario		
[redacted]		[redacted]		
E-mail	Telefono	Data	Altezza	Peso
-	-	21/12/2023		
Quesito diagnostico	Terapia		Patologie note	
controllo	antipertensivi		Ipertensione	

Conclusioni

1/1

Ritmo sinusale con frequenza compresa tra 53 bpm e 102 bpm (frequenza media 66 bpm).
Rare extrasistoli sopraventricolari, condotte ai ventricoli lungo l'asse nodo-hissiano, ripetitive (1 salva di 6 battiti alla frequenza ventricolare max di 147 bpm, RR all'arresto 1151 msec).
Rare extrasistoli ventricolari (m.i.a. 431 msec), polimorfe (2 morfologie), non ripetitive.
Assenza di turbe della conduzione atrioventricolare e intraventricolare dell'impulso.
Assenza di modificazioni ischemiche transitorie di ST/T.
Non segnalazioni.

22/12/2023 21:09:35 Firmato da Dottor [redacted]

Telecardiologia Cardio On Line Europe Srl

Copia conforme all'originale in mio possesso (art. 19 DPR 445/2000)

Sommario: Anomalo

CARDIOLINE Pag. 1
Registratore S/N Holter: 000000000000 - Modello: WalkFree - Elettrodi: 3

Doc. 9: Informe del Holter ECG (21/12/2023): se confirma el restablecimiento del ritmo sinusal (media de 66 lpm) y la ausencia de arritmias mayores (como el flúter auricular).

A3. Caso con lesión de alto grado del manguito rotador

Patient ID: [redacted]
Paziente: [redacted]
Data di nascita: [redacted]/1971
Access: [redacted]
Provenienza: ESTERNO
[redacted]

Quesito clinico: SOSPETTA LESIONE CDR

(DESTRA) ECOGRAFIA ARTICOLARE SPALLA
In un contesto di severa tendinopatia degenerativa del capo lungo del bicipite brachiale, si osserva lesione sub-totale al terzo medio con retrazione del capo distale di circa 9 mm; si associa minima quota fluida perilesionale.
Si apprezza, inoltre, lesione parziale del tendine del sovraspinoso in sede inserzionale-preinserzionale, sul versante articolare.
Moderata tendinopatia degenerativa del tendine sottoscapolare.
Regolare il tendine comune del infraspinoso e piccolo rotondo.
Regolari gli spazi di scorrimento subcoracoideo e scorrimento subacromiale.
Non versamento articolare gleno-omerale.
Iniziale degenerazione artrosica acromion-claveare associata a lieve distensione fluida della sua capsula.
I reperti descritti sono meritevoli di consulenza specialistica ortopedica.

Lo specialista radiologo in formazione*

Dott.ssa [redacted]

Doc. 10: Ecografía del hombro derecho (septiembre de 2020): se evidencia una lesión subtotal de la porción larga del bíceps con retracción de 9 mm y una lesión parcial del supraespinoso. También se observan signos de tendinopatía degenerativa del subescapular y artrosis acromioclavicular inicial.

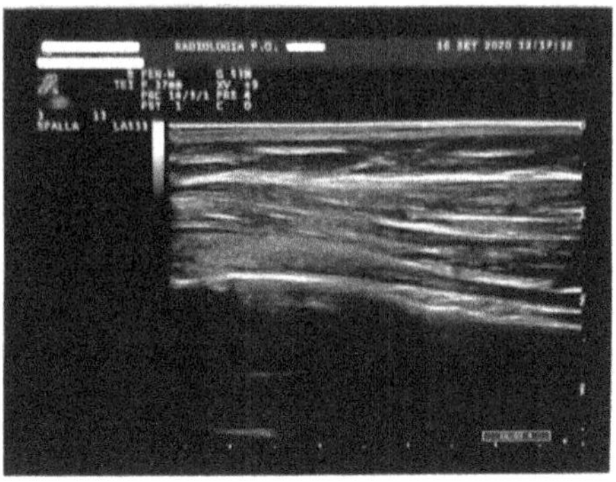

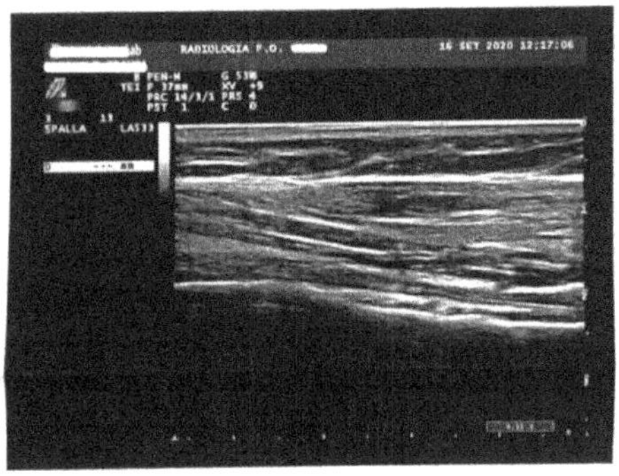

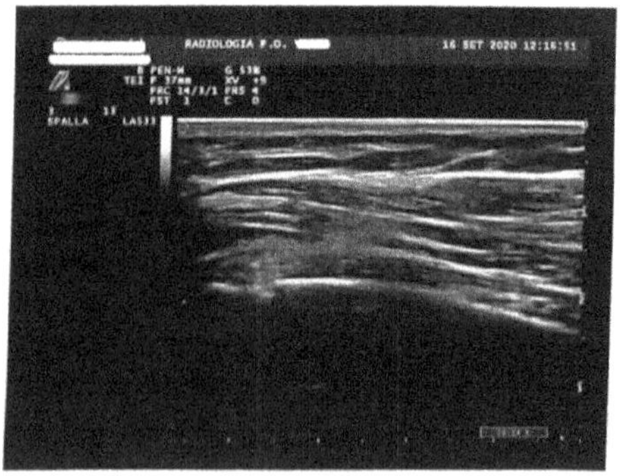

Doc. 11: Imágenes ecográficas del hombro derecho (16/09/2020): documentación visual relativa al informe descriptivo. Las imágenes muestran la zona de la lesión de la porción larga del bíceps y del supraespinoso, lo que confirma el cuadro de tendinopatía degenerativa y las soluciones de continuidad de los tendones.

A4. Caso con lipoma espinal y dolor del nervio ciático

STUDIO MEDICO ECOGRAFICO

Dott.ssa [redacted]

Specialista in radiodiagnostica

Studio: [redacted]

Chieri, 21/10/ 2021

NOME: [redacted]	COGNOME: [redacted]	DATA DI NASCITA: [redacted]1963

<u>ECOGRAFIA INGUINALE SINISTRA</u>

In esiti di pregresso intervento chirurgico per ernia inguinale, non si osservano segni di recidiva e la retina è correttamente posizionata.
Non si osservano linfonodi di dimensioni patologiche.
La lesione lipomatosa, situata nel gluteo sinistro, misura 19 x 8 mm, ha pareti nette e contenuto omogeneo.
La lesione è localizzata a circa 5 mm di profondità dal piano cutaneo.

Dott.ssa [redacted]
Spec.in radiodiagnostica

Doc. 12: Ecografía inguinal y glútea (21/10/2021): control postoperatorio por hernia inguinal con malla en su lugar y ausencia de recidivas. Se observa un lipoma subcutáneo en el glúteo izquierdo (19 x 8 mm) a unos 5 mm de profundidad, con características de benignidad.

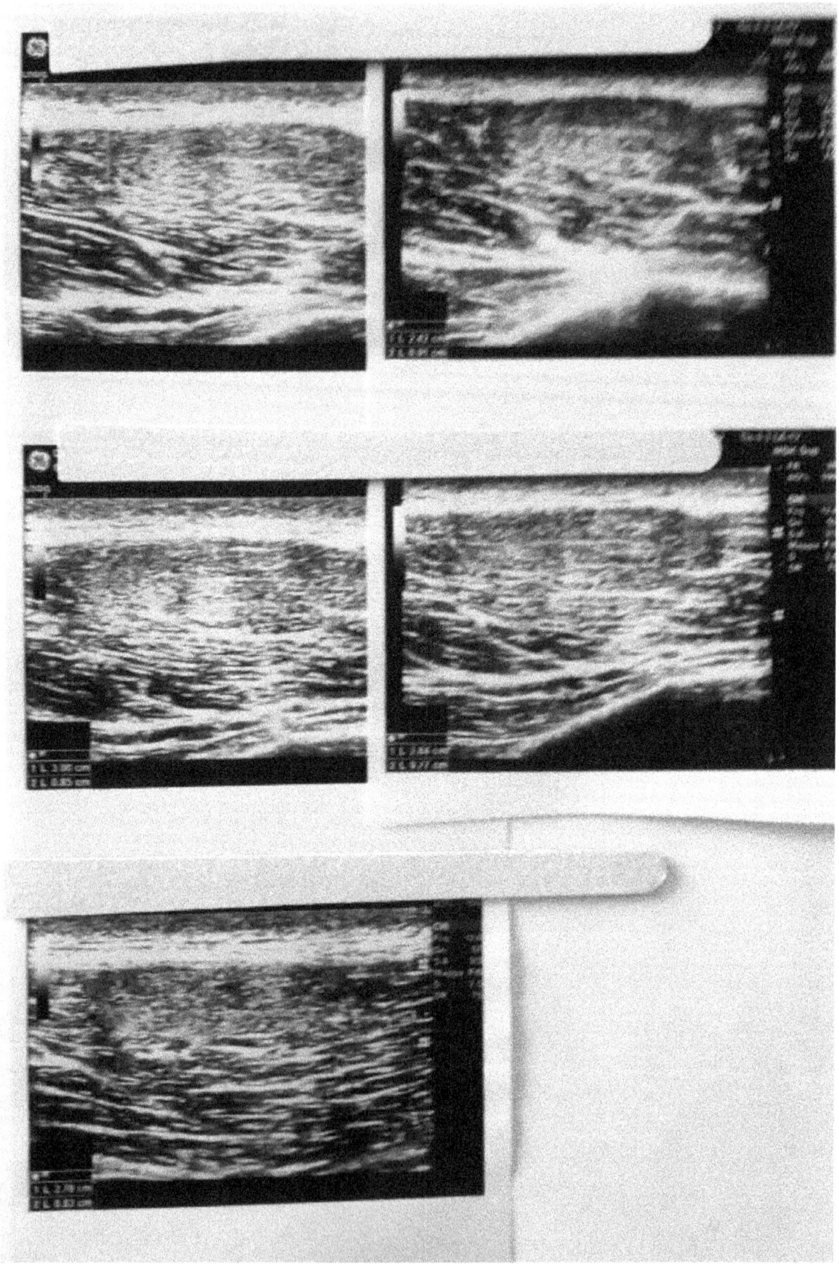

Doc. 13: Imágenes ecográficas (21/10/2021): documentación fotográfica de la lesión lipomatosa en el glúteo izquierdo. Las imágenes muestran una formación de contenido homogéneo y márgenes definidos, localizada en el tejido subcutáneo, tal como se describe en el informe.

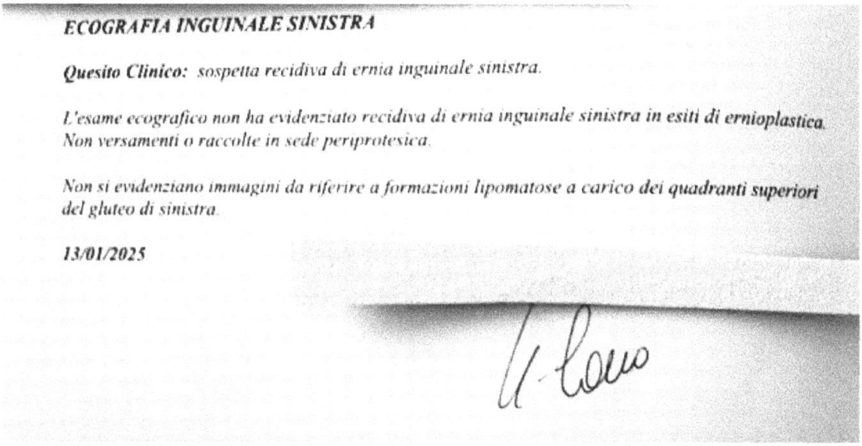

ECOGRAFIA INGUINALE SINISTRA

Quesito Clinico: *sospetta recidiva di ernia inguinale sinistra.*

L'esame ecografico non ha evidenziato recidiva di ernia inguinale sinistra in esiti di ernioplastica. Non versamenti o raccolte in sede periprotesica.

Non si evidenziano immagini da riferire a formazioni lipomatose a carico dei quadranti superiori del gluteo di sinistra.

13/01/2025

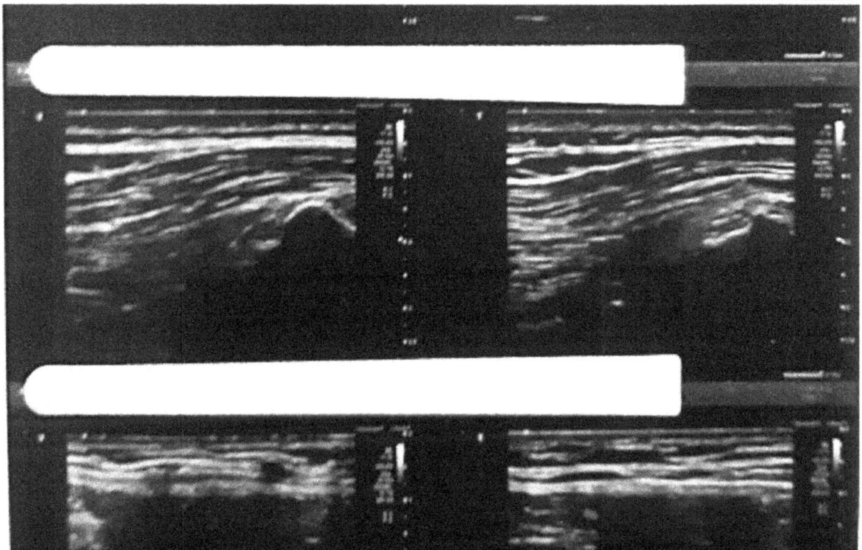

Doc. 14: Ecografía inguinal izquierda (13/01/2025): el examen confirma la ausencia de recidivas de hernia inguinal. En comparación con el control anterior, ya no se observan formaciones lipomatosas en los cuadrantes superiores del glúteo izquierdo.

A5. Caso con trastornos multisistémicos graves

[redacted]

Centro de Medicina Integral

Dr. [redacted]

Colegiado nº [redacted]

INFORME DE [redacted]

La paciente arriba mencionada viene siendo vista en consulta desde mayo de 2018, acudiendo a revisión por última vez el pasado 31 de enero de 2023. Su patología de base es una enfermedad autoinmune filiada como Lupus Eritematoso con ANA (+) que cursa con brotes de dolores e inflamaciones articulares de intensidad relevante. En la actualidad presenta uno de dichos brotes.

Padece además una hiperlaxitud ligamentaria con frecuentes cuadros de luxaciones y subluxaciones recidivantes, que han venido agravándose hasta el momento presente. También, con frecuencia, sufre ITUs de repetición y ocasionalmente candidiasis intestinal y vaginal.

A nivel mental se encuentra padeciendo un cuadro de estrés crónico mantenido en el tiempo agravado por circunstancias personales y laborales, lo cual le está generando en la actualidad un cuadro de ansiedad, trastornos del estado de ánimo, anhedonia, astenia, adinamia y tristeza que le produce una limitación para su desempeño laboral actual.

Se recomienda la baja laboral temporal y se instaura el tratamiento pertinente en aras a su pronta recuperación

Todo lo anterior se informa a petición de la paciente, para que surta los efectos oportunos en Málaga diez de febrero de dos mil veintitrés

[redacted] [redacted]

Doc. 15: Informe médico (10/02/2023): se certifica un brote de lupus eritematoso (ANA+) con inflamación articular e hiperlaxitud ligamentosa. El documento también certifica un estado de estrés crónico y ansiedad, y se recomienda la baja laboral temporal.

[redacted]

Centro de Medicina Integral
Dr. [redacted]

Colegiado nº [redacted]

INFORME DE Dª [redacted]

La paciente arriba mencionada acudió a consulta de revisión el pasado día 11 de marzo de 2024. Desde la última revisión en enero hay algunos signos de empeoramiento de su proceso, ya que han aumentado la frecuencia de luxaciones articulares y también el ORL ha determinado un empeoramiento en el timpanograma, con incremento del déficit de audición.

Se mantienen los diagnósticos anteriores (LES, Síndrome de Sensibilidad Central, SIBO, Neuroinflamación, con sospecha de disfunción mitocondria). El incremento de luxaciones sugiere un Sdme de Ehlers-Danlos, que pudiera estar de forma incompleta.

Se realiza protocolo con Mora-Nova y encontramos reactivación de Comirnaty (Pfizer), no muy intensa (V=90). También se reactiva la Geopatía; se mantiene la presencia de Cándidas así como positividad al gluten (en especial el trigo) y signos de procesos disbióticos en intestino.

Tratamos con SDTA-exógeno con sangre en cubilete espiral y realizamos doble tratamiento con SDTA-endogeno con sangre en MT2 y también se actualiza el tratamiento por vía oral.

Todo lo anterior de expone a petición de la interesada para que surta los efectos oportunos en Málaga a doce de marzo de dos mil veinticuatro

[redacted]

[redacted]

Doc. 16: Informe del 12/03/2024: se evidencia un empeoramiento clínico con sospecha de síndrome de Ehlers-Danlos e incremento de luxaciones y déficit auditivo. Se confirman el LES, la SIBO y la neuroinflamación, asociados a positividad al gluten y disbiosis intestinal.

[redacted]

Centro de Medicina Integral
Dr. [redacted]

Colegiado nº [redacted]

INFORME DE Dª [redacted]

La paciente arriba mencionada viene siendo vista en consulta de forma periódica desde mayo de 2018 hasta la actualidad, acudiendo a sus revisiones para control de su patología de base, LES, Síndrome de Sensibilidad Central y posible disfunción mitocondrial.

En la revisión correspondiente a febrero de 2023, presenta una agravación de sus síntomas con aumento de los dolores poliarticulares, luxaciones recidivantes, cansancio extremo, aparición de nódulos en manos, trastornos menstruales, ansiedad y alteración del ánimo.

Relaciona dicho brote con diferentes eventos en el ámbito laboral que le están ocasionando un estrés importante a partir del cual refiere el empeoramiento de su sintomatología que le ha llevado a estar de baja desde entonces hasta el momento presente.

Durante este tiempo continúan los dolores de tipo osteoarticular así como el síndrome ansioso depresivo con taquicardias, apareciendo, además, otros problemas de tipo digestivos que fueron diagnosticados como SIBO y positividad de H. Pylori.

Son también frecuentes las migrañas a pesar de la medicación instaurada al respecto. Se constata también una discopatía cervical C4-C5 y C5-C6 y una afectación a nivel visual con disminución de la agudeza visual y disminución del campo de visión, así como una hipoacusia.

En la actualidad se mantiene esta misma sintomatología de forma refractaria a pesar de los diferentes tratamientos convencionales y complementarios que realiza en estos momentos.

Todo lo anterior de expone a petición de la interesada para que surta los efectos oportunos en Málaga a treinta de septiembre de dos mil veinticuatro

[redacted]

[redacted]

Doc. 17: Informe del 30/09/2024: se constata la naturaleza refractaria de la sintomatología (LES, SIBO). Se evidencian nuevos hallazgos: discopatía cervical, déficit visual e hipoacusia, en un cuadro de fatiga crónica y síndrome ansioso-depresivo agravado por estrés ambiental.

[redacted] LABORATORIO
[redacted]

Nº Análisis	Fecha toma de muestra	Fecha recepción	Fecha edición
V02954564	14/10/2024	14/10/2024	18/10/2024

PRUEBA V02954564	RESULTADO	UNIDADES	VAL.DE REFERENCIA
(LC) ANTICUERPOS ANTI-NUCLEARES SCREENING			
Inmunoanálisis de flujo multiplex			
RESULTADO........................	Negativo		

El ensayo realizado analiza la presencia de autoanticuerpos frente a los siguientes antígenos nucleares: dsDNA, cromatina, proteína ribosómica, SS-A (Ro), SS-B (La), Sm, SmRNP, RNP, Scl70, Jo-1, Centrómero-B.

Si por criterio clínico se considera necesario, se puede realizar la determinación de Anticuerpos Anti-Nucleares mediante técnica de inmunofluorescencia indirecta sobre células HEp-2

(LC) URIANÁLISIS

Tira reactiva (Método Cualitativo)

Esta es una técnica de cribado orientativa que debe complementarse con el sedimento de orina.

PRUEBA	RESULTADO	UNIDADES	VAL.DE REFERENCIA
DENSIDAD.........................	**1.007** ↓	g/L	(1.010-1.030)
ACETONA..........................	Negativo		
PH...............................	5,50		(4,50-8,50)
SANGRE...........................	Negativo		
PROTEÍNAS........................	Negativo		
GLUCOSA..........................	Negativo		
NITRITOS.........................	**Positivo ***		
UROBILINÓGENO....................	<2,00	mg/dL	(<2,00)
UROBILINA........................	Normal		
LEUCOCITOS.......................	**Positivo (+++) ***		
(LC) SEDIMENTO / ORINA			
Microscopía óptica de campo claro			
Células epiteliales..............	Escasas		
Leucocitos.......................	**5 a 10 por campo ***		
Hematíes.........................	< 1 por campo		
Flora bacteriana.................	**Muy abundante ***		
(LC) T3 TOTAL (TRIYODOTIRONINA TOTAL)			
Quimioluminiscencia			
RESULTADO........................	0,85	ng/mL	(0,60-1,81)
(LC) T4 LIBRE (TIROXINA LIBRE)			
Quimioluminiscencia			
RESULTADO........................	1,40	ng/dL	(0,89-1,76)

Facultativos:

[redacted] [redacted] [redacted]

Documento firmado electrónicamente. Fecha: 18/10/2024 12:16:17 Firmado por Laboratorio [redacted] 9 de 14

Doc. 18: Análisis clínicos (18/10/2024): se evidencia una infección urinaria (nitritos positivos, abundantes leucocitos y flora bacteriana abundante).

[redacted]

Centro [redacted]

[redacted]

[redacted] [redacted]gmail.com

Dr. [redacted]

Médico general, Microbiólogo, Terapeuta complementario [redacted]

+34[redacted] [redacted]es

www.[redacted].es

B[redacted]

Mujer · 28/02/1975 · nie: [redacted]

[redacted]es

[redacted]N

28/10/2024

INFORME MÉDICO

ANTECEDENTES PERSONALES

LES (Lupus Eritematoso Sistémico)
3 pielonefritis
7 cólico nefríticos
ITUs de repetición
Trastorno de Ansiedad generalizada
Síndrome de Sensibilidad Central
Síndrome de Marfan
Síndrome de Raynaud
Neuropatía del Nervio Pudendo
Extrasistolia ventricular
Operada de ganglión en la mano izquierda
Capsulitis adhesiva del hombro derecho

DIAGNÓSTICOS ACTUALES

Migraña
Trastorno del sueño
Vértigo paroxístico
Histaminosis Alimentaria, intolerancias alimentarias múltiples
Síndrome de Sensibilidad Central (incluye Fatiga crónica, Sensibilidad Química Múltiple y Fibromialgia)
Neuropatía del Nervio Pudendo con afección del esfínter anal

INFORME MÉDICO

A continuación detallo las patologías del paciente y la motivación a valorar por el tribunal médico en función de cada patología

1. Lupus Eritematoso Sistémico (LES)

- Enfermedad autoinmune crónica, multisistémica, que afecta piel, articulaciones, riñones, sistema nervioso y otros órganos. Este diagnóstico es fundamental, ya que el LES genera un estado inflamatorio constante y deterioro progresivo de diversas funciones corporales, afectando en gran medida la capacidad del paciente para realizar actividades diarias. Este trastorno conlleva

Doc. 19: Informe médico (28/10/2024): se delinea un cuadro clínico de alta complejidad con LES y síndrome de Marfan. Se documenta el síndrome de sensibilidad central (fibromialgia y fatiga crónica), histaminosis alimentaria y neuropatía del pudendo, con una marcada limitación funcional en las actividades de la vida diaria.

os ensayos realizados en Laboratorio Central están marcados con "LC".

[redacted]

Fecha toma de muestra **29/09/2025** | Fecha recepción **29/09/2025**

RUEBA	W02622723	RESULTADO	UNIDADES	VAL.
(LC) URIANÁLISIS				
Tira reactiva (Método Cualitativo)				
Esta es una técnica de cribado orientativa que debe complemer sedimento de orina.				
DENSIDAD........................		1.025	g/L	(1.
ACETONA.........................		Negativo		
PH..............................		5,50		(4
SANGRE..........................		Negativo		
PROTEÍNAS.......................		Negativo		
GLUCOSA.........................		Negativo		
NITRITOS........................		Negativo		
UROBILINÓGENO...................		<2,00	mg/dL	(<2,00)
UROBILINA.......................		Normal		
LEUCOCITOS......................		Negativo		
(LC) SEDIMENTO / ORINA				
Microscopía óptica de campo claro				
Células epiteliales.............		Escasas		
Leucocitos......................		< 1 por campo		
Hematíes........................		1 a 5 por campo		
Flora bacteriana................		Escasa		

Doc. 20: Análisis de orina del 29 de septiembre de 2025. En comparación con los de octubre de 2024 mencionados anteriormente, se han producido las siguientes mejoras:

- Nitritos: han pasado de positivos a negativos. La presencia de nitritos suele ser un indicio de la presencia de bacterias.
- Leucocitos: En 2024 se indicaban como positivos (+++) con una presencia de 5-10 por campo. En 2025 pasaron a ser negativos (menos de 1 por campo). Esto indica la desaparición de la inflamación/infección;
- Flora bacteriana: ha pasado de ser «muy abundante» a «escasa», lo que confirma el retorno de los valores a la normalidad.

[redacted]

Centro de
Medicina
Integral
Dr. [redacted]

Colegiado nº [redacted]

MEDICIONES DE CUADRANTES DE Dª [redacted]

[illegible]	[illegible]	[illegible]	[illegible]	[illegible]
09.0[illegible].24	35	44	53	38
11,03.24	62	79	74	81
05,06,24	64	75	76	84
21.09.24	77	74	72	68
30,0[illegible].25	59	81	79	79
15,05.25	73	85	84	87
05.08.25	64	76	70	84
02.12.25	62	61	51	53

Aunque no se llegan a valores normales en los cuatro cuadrantes, se aprecia un cambio de tendencia en las mediciones a partir de marzo de 2024.

En la última sesión, la media es un poco más baja, posiblemente por haber dormido mal la noche anterior.

El valor normal se encuentra entre 80 y 88

Saludos

[redacted]

Doc. 21: Seguimiento de los cuadrantes con pruebas de biorresonancia: la evolución clínica muestra un aumento significativo después de febrero de 2025. La medición de mayo de 2025 documenta el pico de mejora, con una media por sesión de 82,25, en consonancia con los valores objetivo establecidos.

Comparación de datos: enero de 2025 frente a mayo de 2025

Cuadrante	30.01.25	15.05.25	Incremento (%)	Estado en mayo
Brazo dcho.	59	73	**+23,7%**	Por debajo del umbral (73/80)
Brazo izdo.	81	85	**+4,9%**	**Normal**
Pierna dcha.	79	84	**+6,3%**	**Normal**
Pierna izda.	79	87	**+10,1%**	**Normal**

Doc. 22: Este periodo, coincidiendo con la introducción de la terapia orgónica, representa el momento de máxima recuperación funcional de la paciente, con una entrada neta en el rango de normalidad (80-88).

A6. Caso con glioblastoma cerebral

[redacted]

Servizio di Radiologia - Sezione di Scienze Radiologiche dell'Università
Responsabile: Prof. [redacted]

Accettazione: [redacted]
E-mail: [redacted]

Paziente: [redacted]
Data Esame: 21/02/2024

Patient ID: [redacted]
ID Esame: 202459125-546

Data di nascita: [redacted]/1967
Provenienza: CLINICA NEUROLOGICA [redacted]

Dato anamnestico: disturbi dell'eloquio da una settimana
Quesito clinico: sospetta eteroformazione temporo-parietale sn

RM ENCEFALO SENZA E CON MDC
Tecnica: sequenze 3D-FFE, TSE, T1 e T2 pesate, FLAIR, DWI e SWI acquisite secondo piani multipli, prima e dopo somministrazione e.v. di mezzo di contrasto (Prohance, 15 ml). RM perfusionale con sequenze EPI T2* durante infusione in bolo rapido di mdc e successiva ricostruzione di mappe di CVB, MTT e CBF.

Referto:
In sede temporale media ed inferiore sinistra ci sono due lesioni contigue, delle dimensioni complessive di circa 3x2 cm, caratterizzate da segnale disomogeneamente iperintenso in T2 per la presenza di un contorno emosiderinico (ipointenso) e di alcuni setti intralesionali; dopo somministrazione di mdc la lesione mostra impregnazione periferica regolare che definisce almeno tre differenti noduli; nelle sequenze pesate in DWI ci sono porzioni di lesione con diffusività ristretta. Lo studio di perfusione non mostra regioni di incremento del CBV. Le lesioni sono circondate da abbondante edema che causa rigonfiamento diffuso del lobo temporale e lieve sporgenza dell'uncus sn nella cisterna mesencefalica. Il sistema ventricolare di sinistra è compresso. La linea mediana è in asse.
Non ci sono ulteriori alterazioni di segnale, nè ulteriori impregnazioni contrastografiche nell'encefalo.

Annotazioni: le lesioni temporali di sinistra sono di interpretazione non univoca essendo in prima ipotesi di natura neoplastica (secondarie?) e non potendosi escludere lesioni ascessuali confluenti. Opportuno studio TC total body. Necessaria valutazione neurochirurgica.

Dott. [redacted]

TSRM: [redacted]

[redacted] 22/02/2024

Versione n. 1 del 22/02/2024 12:13:01
Referto firmato digitalmente ai sensi delle norme vigenti: D.P.R. n. 513 del 10/11/1997, D.C.P.M. del 08/02/1999, D.P.R. n. 445 del 08/12/2000, D.L.G. del 23/01/2002.

Pagina 1 di 1

Doc. 23: RM del cerebro sin y con MDC del 21 de febrero de 2024. Se observa por primera vez una lesión que mide aproximadamente 3 x 2 cm.

[redacted]

Servizio di Radiologia - Sezione di Scienze Radiologiche dell'Università
Responsabile: Prof. [redacted]

Accettazione: Tel. [redacted]
E-mail: [redacted]

Paziente: [redacted]
Data Esame: 09/04/2024

Patient ID: [redacted]
ID Esame: [redacted]

Data di nascita: [redacted]/1967
Provenienza: ESTERNO

Dato anamnestico:
Quesito clinico: glioblastoma

RM ENCEFALO SENZA E CON MDC
Tecnica: sequenze TSE, T1 e T2 pesate, FLAIR, DWI e SWI acquisite secondo piani multipli, prima e dopo somministrazione e.v. di mezzo di contrasto (Prohance, 16 ml). RM perfusionale con sequenze EPI T2* durante infusione in bolo rapido di mdc e successiva ricostruzione di mappe di CBV, MTT e CBF.
Referto:
Craniotomia temporo-parietale sn per intervento chirurgico di asportazione di lesione eteroformativa temporale omolaterale della serie gliale con sottostanti esiti gliotico-malacici ed emosiderinici; il cavo chirurgico presenta contenuto fluido iperintenso in FLAIR e lungo il margine anteriore si evidenziano alcune regioni pseudonodulari di irregolare impregnazione contrastografica con aspetto confluente che mostrano dimensioni complessive di 3x2,5x1,5 cm circa (APxLLxCC); in tale sede all'esame perfusionale, e compatibilmente alla presenza di artefatti da suscettività magnetica sostenute dagli esiti emosiderinici e dall'adiacente rocca petrosa sn, sembrano osservarsi alcune regioni con aumento dei valori di rCBV: reperti sospetti per residuo/recidiva della lesione operata. Lungo il margine postero-craniale del cavo chirurgico invece l'impregnazione contrastografica assume aspetto lineare in assenza di alterazioni perfusionali da riferire più verosimilmente ad esiti del recente intervento. Si consiglia valutazione specialistica e stretto monitoraggio neuroradiologico.
Ridotta la componente edemigena dell'iperintensità di segnale FLAIR apprezzabile in sede temporale sn, circostante il cavo chirurgico, e di conseguenza ridotti gli effetti compressivi sul ventricolo laterale omolaterale.
Strutture mediane in asse.
Non idrocefalo.
Invariati i restanti reperti noti.

Dott. [redacted]

Specializzando: Dott. [redacted]
TSRM: [redacted]

[redacted], 13/04/2024

Versione n. 1 del 13/04/2024 11:35:00
Referto firmato digitalmente ai sensi delle norme vigenti: D.P.R. n. 513 del 10/11/1997, D.C.P.M. del 08/02/1999, D.P.R. n. 445 del 08/12/2000, D.L.G. del 23/01/2002.

Pagina 1 di 1

Doc. 24: RM del cerebro del 4 de septiembre de 2024, aproximadamente un mes después de la primera intervención. Se observan algunas regiones pseudonodulares de 3 x 2,5 x 1,5 cm.

[redacted] [redacted]

Servizio di Radiologia - Sezione di Scienze Radiologiche dell'Università
Responsabile: Prof. [redacted]

Accettazione: Tel. [redacted]

E-mail: [redacted]

Paziente: [redacted]	**Patient ID:** [redacted]	**Data di nascita:** [redacted]/1967
Data Esame: 06/11/2024	**ID Esame:** [redacted]	**Provenienza:** NEUROLOGIA [redacted]

Dato anamnestico: glioblastoma multiforme temporo-parietale sn (chirurgia, CHT + RT terminata a 5/2024); afasia fluente con stato confusionale
Quesito clinico: controllo

RM ENCEFALO SENZA E CON MDC
Tecnica: esame eseguito su scanner 3T con sequenze 3D-FFE, TSE, T1 e T2 pesate, 3D-FLAIR, DWI e SWI acquisite secondo piani multipli, prima e dopo somministrazione e.v. di mezzo di contrasto (Prohance, 14 mL).
Studio perfusionale con sequenze EPI T2* durante infusione in bolo rapido di mezzo di contrasto e successiva ricostruzione di mappe di CBV, CBF, MTT.
Esame RM posto a confronto con il precedente del 23.07.2024.

Referto:
Craniotomia temporo-parietale sinistra per intervento chirurgico di asportazione di lesione eteroformativa temporale omolaterale della serie gliale con sottostanti esiti gliotico-malacici ed emosiderinici.
All'odierno controllo subito ventralmente al cavo chirurgico cresce una lesione nodulare delle dimensioni di circa 30x28x27 mm (APxLLxCC), caratterizzata da intensa impregnazione contrastografica e minimo aumento dei valori del rCBV perifericamente, compatibile con recidiva di malattia. Si associa diffusa iperintensità di segnale T2/FLAIR in sede temporale sn, circostante il cavo chirurgico, aumentata rispetto al precedente esame e determinante effetti compressivi sul corno temporale e sul trigono del ventricolo laterale omolaterale, da riferire in parte a edema/fenomeni infiltrativi e in parte a esiti post-attinici.
Piccole alterazioni di segnale nella sostanza bianca biemisferica, prive di impregnazione contrastografica, di significato aspecifico.
Non idrocefalo. Strutture mediane in asse. Sella parzialmente vuota.
Invariati i restanti reperti.

Dott.ssa [redacted]

Specializzando: Dott. [redacted]
TSRM: [redacted]

[redacted] 07/11/2024

[redacted]

Versione n. 1 del 07/11/2024 12:30:21
Referto firmato digitalmente ai sensi delle norme vigenti: D.P.R. n. 513 del 10/11/1997, D.C.P.M. del 08/02/1999, D.P.R. n. 445 del 08/12/2000, D.L.G. del 23/01/2002.

Pagina 1 di 1

Doc. 25: RM del cerebro del 6 de noviembre de 2024, poco antes de la segunda intervención. La lesión nodular mide aproximadamente 30 x 28 x 27 mm.

[redacted]

[redacted]

U.O.C. di Radiologia e Radiologia Vascolare Interventistica

Direttore Dott. [redacted]

Telefono [redacted]

Paziente:	[redacted]	Provenienza:	**NEUROCHIRURGIA**
PID:	[redacted]	Medico Richiedente:	[redacted]
Data di nascita:	[redacted]/1967	Tipo Richiesta:	**ORDINARIA (P)**
Richiesta:	[redacted]	Data esame:	**18/12/2024 18:21** **TSRM:** [redacted]

Quesito diagnostico: sospetta recidiva di gbm, controllo in art 1 per prosieguo cure oncologiche e radioterapiche

Studi refertati:
RM ENCEFALO SENZA E CON MDC - Classe 0
Mezzo di contrasto: DOTAREM 15 ml

In ottemprenza all'art.161 del D.LGS 101/2020 la classe di dose è calcolate secondo le linee guida del Documento Intersocietario "SIRM/AIFM/AINM/AINR" del 2020.

Non sono disponibili precedenti RM utili per confronto.
Esiti di asportazione di lesione espansiva in sede temporale sn mediante accesso craniotomico temporale omolaterale.
Al controllo odierno si osserva cavo chirurgico temporale sn con bordatura emosiderinica; dopo MDC si osserva impregnazione contrastografica posta perifericamente al cavo chirurgico ed area nodulare di c.e posta lateralmente ad esso delle dimensioni di 8 mm circa che mostra elevati valori di rCBV all'esame perfusionale. Il reperto descritto sospetto per recidiva di malattia merita stretto follow-up neuroradiologico. Non idrocefalo. Linea mediana in asse.

Dott. [redacted]
Firmato digitalmente da [redacted]
Data e ora referto digitale:20/12/2024 10:24:15

Copia semplice di referto firmato elettronicamente secondo le norme vigenti: Legge 15 marzo 1997, n.59 D.P.R. 10 novembre 1997, n.513 - D.P.R. 8 dicembre 2000, n.445 - D.L. 23 gennaio 2002, n.10 - DPCM 13 gennaio 2004
Versione referto: 1
Pag. 1 di 1

Y0W0CT0N7 99/185

Doc. 26: RM del cerebro del 18 de diciembre de 2024, tras la segunda intervención. Ya se observa un inicio de recidiva.

[redacted]

[redacted]

OSPEDALE [redacted]

U.O.C. di Radiologia e Radiologia Vascolare Interventistica

Direttore Dott. [redacted]

Telefono [redacted]

Paziente:	[redacted]	Provenienza:	**ESTERNO CUP**
PID:	[redacted]	Medico Richiedente:	
Data di nascita:	[redacted]**1967**	Tipo Richiesta:	**ORDINARIA (P)**
Richiesta:	[redacted]	Data esame:	**05/03/2025 14:39** **TSRM:** [redacted]

Quesito diagnostico: Quesito non specificato

Studi refertati:
RM ENCEFALO SENZA E CON MDC - Classe 0
Mezzo di contrasto: ProHance 14 ml

In ottemprenza all'art.161 del D.LGS 101/2020 la classe di dose è calcolata secondo le linee guida del Documento intersocietario "SIRM/AIFM/AINM/AINR" del 2020.

Tecnica: esame eseguito su scanner 3T con sequenze 3D-T1 e FLAIR, T2, SWI e DWI, acquisite su piani multipli, prima e dopo somministrazione di MdC. RM perfusionale con sequenze EPI T2* durante infusione in bolo rapido di mdc e successiva ricostruzione di mappe di CVB, MTT e CBF.
Reperti a confronto con il precedente esame RM del 18.12.2024.
Referto:
Esiti di pregressa craniotomia temporale sinistra per asportazione di sottostante processo eteroformativo.
Al controllo odierno, nella pregressa sede del cavo chirurgico, in sede temporale posteriore, si osserva attualmente notevole aumento dell'area nodulare di impregnazione contrastografica, che mostra dimensioni massime attuali di 35x22x15 mm (APxLLxCC) (vs 8 mm circa nel precedente esame), caratterizzata da aspetto polilobato e segnale intermedio-basso in T2, con depositi di emosiderinici contestuali. Subito cranialmente a questa si osserva ulteriore area nodulare di impregnazione contrastografica delle dimensioni di 6 mm circa in stretto contatto con la pachimeninge che risulta a tale livello focalmente ispessita. Dette formazioni mostrano all'esame perfusionale un significativo incremento del CBV. Intorno alla lesione si osserva alterazione di segnale iperintensa in T2 e FLAIR, da riferire in parte ad edema vasogenico ed in parte ad esiti radioindotti.
Nella sostanza bianca biemisferica si osservano alcune piccole alterazioni di segnale, prive di diffusività ristretta ed impregnazione contrastografica, di significato attuale aspecifico.
Piccola area di ipointensità in SWI nella sostanza bianca frontale dx, compatibile con piccolo deposito emosiderinico.
Regolari le dimensioni degli spazi liquorali intra ed extra cerebrali. Linea mediana in asse.
Si segnala diverticolo aracnoideo intra-sellare con ipofisi appiattita sul fondo della sella.
Pseudocisti mucosa nel seno mascellare dx.

CONCLUSIONI: progressione di malattia. Si rimanda a rivalutazione Specialistica.

Dott. L[redacted]
Firmato digitalmente da [redacted]
Data e ora referto digitale:06/03/2025 14:01:26

Copia semplice di referto firmato elettronicamente secondo le norme vigenti: Legge 15 marzo 1997, n.59 D.P.R. 10 novembre 1997, n.513 - D.P.R. 8 dicembre 2000, n.445 - D.L. 23 gennaio 2002, n.10 – DPCM 13 gennaio 2004
Versione referto: 2
Pag. 1 di 1

Doc. 27: Informe de RM cerebral con contraste (05/03/2025): se documenta una marcada progresión de la enfermedad. Se observa un aumento volumétrico significativo de la lesión nodular en el lecho quirúrgico (35 x 22 x 15 mm) con edema perilesional.

[redacted]

[redacted]

OSPEDALE CLINICIZZATO [redacted]

Servizio di Radiologia - Sezione di Scienze Radiologiche dell'Università

Responsabile: Prof. [redacted]

Accettazione: Tel. [redacted]

E-mail: [redacted]

Paziente: [redacted]
Data Esame: 26/06/2025

Patient ID: [redacted]
ID Esame: [redacted]

Data di nascita: [redacted]/1967
Provenienza: ESTERNO

Quesito clinico: C. IN GLIOBLASTOMA

RM DEL CERVELLO E TRONCO ENCEFAL. SENZA E CON MDC

Tecnica: esame eseguito su scanner 3T con sequenze 3D-FFE, TSE, T1 e T2 pesate, 3D-FLAIR, DWI e SWI acquisite secondo piani multipli, prima e dopo somministrazione e.v. di mezzo di contrasto (Dotarem 14 mL). RM perfusionale con sequenze EPI T2* durante infusione in bolo rapido di mezzo di contrasto e successiva ricostruzione di mappe di CBV, CBF, MTT.
Esame RM confrontato con il precedente del 6.11.2024 eseguito in questa sede.

Esiti di reintervento con craniotomia temporo-parietale sinistra per asportazione di lesione eteroformativa temporale gliale.
E' evidente estesa cavità poroencefalica con millimetrica impregnazione di mdc del margine inferiore della cavità residua, non associata a focale aumento dei valori del rCBV.
Significativa riduzione dell'edema perilesionale descritto al precedente esame RM del 6.11.2024, con persistenza di sottostanti esiti gliotico-malacici ed emosiderinici.
Ampliamento del corno temporale sinistro.
Piccole alterazioni di segnale nella sostanza bianca biemisferica, prive di impregnazione contrastografica, di significato aspecifico.
Non idrocefalo. Strutture mediane in asse. Sella parzialmente vuota.
Invariati i restanti reperti.

Dott. [redacted]

TSRM: [redacted]

[redacted], 01/07/2025

Versione n. 1 del 01/07/2025 10:53:11
Referto firmato digitalmente ai sensi delle norme vigenti: D.P.R. n. 513 del 10/11/1997, D.C.P.M. del 08/02/1999, D.P.R. n. 445 del 08/12/2000, D.L.G. del 23/01/2002.

Pagina 1 di 1

Doc. 28: RM del cerebro del 25 de junio de 2025, aproximadamente dos meses después de la última intervención.

[redacted]

[redacted]

U.O.C. di Radiologia e Radiologia Vascolare Interventistica

Direttore Dott. [redacted]

Telefono [redacted]

Paziente:	[redacted]	Provenienza:	**ESTERNO CUP**
PID:	[redacted]	Medico Richiedente:	[redacted]
Data di nascita:	[redacted]**/1967**	Tipo Richiesta:	**ORDINARIA (P)**
Richiesta:	[redacted]	Data esame:	**12/09/2025 09:08** **TSRM:** [redacted]

Quesito diagnostico: GLIOBLASTOMA IN TRATTAMENTO CON REGORAFENIB

Studi refertati:
RM DI ENCEFALO E TRONCO ENCEFALICO SENZA E CON MDC - Classe 0
Mezzo di contrasto: ProHance 14 ml

In ottemprenza all'art.161 del D.LGS 101/2020 la classe di dose è calcolata secondo le linee guida del Documento intersocietario "SIRM/AIFM/AINM/AINR" del 2020.

Tecnica: esame eseguito su scanner 3T con sequenze 3D-T1 e FLAIR, T2, SWI e DWI, acquisite su piani multipli, prima e dopo somministrazione di MdC. Sequenze perfusionali con tecnica EPI T2*.
Reperti a confronto con il precedente esame RM presente in archivio del 19.04.2025.
Referto:
Esiti di intervento e reintervento di craniotomia temporale sinistra per asportazione di sottostante processo eteroformativo e di successiva recidiva.
Ridotto nelle dimensioni il cavo chirurgico, a segnale prevalentemente iso liquorale e con bordatura emosiderinica e con impregnazione contrastografica dei bordi. Ridotte le raccolte segnalate in sede intra ed extratecale.
Al controllo attuale si segnala la comparsa sul versante postero-inferiore del cavo di un'area nodulare di impregnazione contrastografica delle dimensioni massime di circa 22 mm, a stretto contatto con l'emitentorio sn caratterizzata da segnale intermedio in T2 e da valori apparentemente aumentati di CBV all'esame perfusonale, sospetta per nuova recidiva; necessario stretto monitoraggio. L'impregnazione contrastografica si estende inoltre in sede antero-mediale rispetto al cavo chirurgico, andando a circondare la parte posteriore del corno temporale del ventricolo laterale sinistro, con minimi segni di aumento del CBV.
Non idrocefalo. Linea mediana in asse.
Sostanzialmente immodificati i restanti reperti.

Dott. [redacted]
Firmato digitalmente da [redacted]
Data e ora referto digitale:18/09/2025 14:17:36

Doc. 29: Informe de RM cerebral (12/09/2025): el examen, realizado tras aproximadamente cinco meses de terapia orgónica, señala la aparición de un área nodular de 22 mm. Aunque inicialmente sospechada como recidiva, los controles posteriores demostraron que dicho hallazgo era una consecuencia temporal de la toma del fármaco (Regorafenib), resuelta posteriormente con la desaparición de dicha área e confirmando la inconsistencia de la sospecha de progresión de la enfermedad.

[redacted]

PAZIENTE : [redacted]
DATA NASCITA : [redacted]-1967
SESSO : M
CODICE FISCALE : [redacted]
RESIDENZA :

COD. ACC. : [redacted]
DATA ESAME : 10-12-2025

RX TORACE

REFERTO:
Opacamento della metà inferiore dell'emitorace destro in relazione ad abbondante versamento pleurico
Notevole distensione della bolla gastrica con marcata risalita dell'emidiaframma sinistro e secondaria scarsa visualizzazione della regione medio basale polmonare omolaterale
Nelle porzioni di parenchima aereato non si identificano consolidamenti né alterazioni della densità riconducibili a flogosi
Ombra cardiaca mal valutabile , ma comunque apparentemente nei limiti
Sulla base del quadro clinico valutare eventuale necessità di approfondimento diagnostico TC per adeguata definizione

IL MEDICO RADIOLOGO
[redacted]

Doc. 30: Informe de radiografía de tórax (10/12/2025): se documenta un derrame pleural derecho abundante, atribuible a una complicación del tratamiento quimioterapéutico. El cuadro muestra una opacidad pulmonar extensa y una marcada elevación del hemidiafragma izquierdo por distensión gástrica.

[redacted]

[redacted]

U.O.C. di Radiologia e Radiologia Vascolare Interventistica

Direttore Dott. [redacted]

Telefono [redacted]

Paziente:	[redacted]	Provenienza:	**ESTERNO CUP**
PID:	[redacted]	Medico Richiedente:	[redacted]
Data di nascita:	[redacted]**/1967**	Tipo Richiesta:	**ORDINARIA (P)**
Richiesta:	[redacted]	Data esame:	**07/01/2026 15:20** **TSRM:** [redacted]

Quesito diagnostico: CONTROLLO IN PZ OPERATO PER GLIOBLASTOMA

Studi refertati:
RM DI ENCEFALO E TRONCO ENCEFALICO SENZA E CON MDC - Classe 0
Mezzo di contrasto: ProHance 11 ml

In ottemprenza all'art.161 del D.LGS 101/2020 la classe di dose è calcolata secondo le linee guida del Documento intersocietario "SIRM/AIFM/AINM/AINR" del 2020.

Esame confrontato con precedente RM del 25/10/2025.
Al controllo odierno si osserva un quadro sostanzialmente invariato caratterizzato da disomogenea impregnazione contrastografica disposta perifericamente al cavo chirurgico ed a livello della sostanza bianca periventricolare temporale omolaterale con valori di rCBV lievemente aumentati. Invariati tutti i restanti reperti.

Conclusioni:
Il quadro RM odierno documenta stabilità di malattia.

Dott. [redacted]
Firmato digitalmente da [redacted]
Data e ora referto digitale:09/01/2026 09:18:28

Doc. 31: Informe de RM cerebral (07/01/2026): se documenta la estabilidad de la enfermedad. Tras aproximadamente nueve meses desde el inicio de la terapia orgónica, el cuadro radiológico no muestra signos de progresión en comparación con los meses anteriores, con una persistencia invariable de los hallazgos en el lecho quirúrgico.

Bibliografía:

Bigelsen, H. (2022). *Sangre holográfica. Una nueva dimensión en la medicina.* Cauac Editorial Nativa.

DeMeo, J. (2013). *Manual del acumulador de orgón: Guía de construcción, uso y aplicaciones.* Natural Energy Works.

DeMeo, J. (2019). *The Dynamic Ether of Cosmic Space: Correcting a Major Error in Modern Science* [El éter dinámico del espacio cósmico: corrección de un gran error en la ciencia moderna]. Natural Energy Works.

Inza, C. http://acupuntura-orgone.com.ar

Kavouras, J. (2005). *Heilen mit Orgon Energie* [Curar con energía orgónica]. Turm Verlag.

Lakhovsky, G. (2022). *El secreto de la vida: Las ondas cósmicas y la radiación vital.* ALEMAR S.A.S.

Lassek, H. (1991). *Orgone Accumulator Therapy of Severely Diseased People: A Personal Report of Experiences* [Terapia con acumulador de orgón en personas gravemente enfermas: un informe personal de experiencias]. Pulse of the Planet, (3), 39–47. Orgone Biophysical Research Lab.

Leboyer, F. (2023). *Shantala: Arte tradicional de masaje para bebés.* Gaia Ediciones.

Mazzocchi, A. (2015). *L'energia orgonica* [La energía orgónica]. Youcanprint.

Nagel, R. (2012). *Cure La Caries Dental: Remineralice Las Caries y Repare Sus Dientes Naturalmente Con Buena Comida.* Golden Child Publishing

Navarro, F. (1989). *La Somatopsicodinámica.* Publicaciones Orgón.

Navarro, F. (1993). *Metodología de la Vegetoterapia Caracteroanalítica a partir de Wilhelm Reich.* Publicaciones Orgón.

Navarro, F. (2002). *Orgonomía clínica.* Curitiba: Centro Reichiano.

Neill, A. S. (2018). *Summerhill: Un punto de vista radical sobre la educación de los niños.* Fondo de Cultura Económica.

Padilla Corral, J. L. (2001). *Curso de Acupuntura.* Miraguano Ediciones.

Padilla Corral, J. L. (2006). *Sistemas de regulación energética en M.T.C.* Editorial Neijing.

Padilla Corral, J. L. (2009a). *Alkimia: Tradición y milagros*. Mandala Ediciones.

Padilla Corral, J. L. (2009b). *Sanarte*. Fundación Neijing Bogotá.

Padilla Corral, J. L. (2017). *Universo sanador: Encuentros de formación continuada en salud*. Escuela Neijing.

Padilla Corral, J. L. (2018). *Feminología*. Editorial Neijing.

Popp, F. A. (1985). *Nuovi orizzonti in medicina: la teoria dei biofotoni* [Nuevos horizontes en medicina: la teoría de los biofotones]. IPSA.

Redón Blanch, M. (2025). *Somatopsicodinámica: Una mirada funcional de la relación cuerpo-mente*. APCCE.

Reich, E. y Zornanszky, E. (2006). *Bioenergetica dolce: Guida al massaggio del bambino* [Bioenergética dulce: Guía para el masaje del bebé]. Tecniche Nuove.

Reich, W. (1925), *Der triebhafte Charakter»*, Internationaler Psychoanalytischer Verlag. *El carácter pulsional* traducción al castellano en la biblioteca de la ESTER.

Reich, W. (1976). *Genitalità* [Genitalidad]. Sugarco.

Reich, W. (1985). La biopatía del cáncer. Editorial Nueva Visión.

Reich, W. (1994). *Bambini del futuro* [Niños del futuro]. Sugarco.

Reich, W. (2003). *La función del orgasmo*. Diario El País.

Reich, W. (2005). *Análisis del carácter*. Editorial Paidós.

Sala, A. (2024). *Magna Ciencia: La obra y legado de Wilhelm Reich*. Cauac Editorial Nativa.

Senf, B. (1976). *Orgone Energy – Energetic Basis of Acupuncture* [Energía orgónica: base energética de la acupuntura]. Wilhelm Reich Blätter.

Senf, B. (1990). *Wilhelm Reich: Discoverer of acupuncture energy?* [Wilhelm Reich: ¿descubridor de la energía de la acupuntura?]. Pulse of the Planet No. 2. Natural Energy Works.

Senf, B. (2024). *Die Wieder-Entdeckung des Lebendingen* [El redescubrimiento de lo vivo]. Omega.

Serrano Hortelano, X. y Sánchez Pinuaga, M. (1997). *Ecología infantil y maduración humana*. Publicaciones Orgón de la Escuela Española de Terapia Reichiana.

Serrano Hortelano, X. (2007). *La psicoterapia breve caracteroanalítica (PBC)*. Editorial Biblioteca Nueva.

Serrano Hortelano, X. (2011). *Profundizando en el diván reichiano*. Editorial Biblioteca Nueva.

Southgate, L. (2009). *Chinese Medicine and Wilhelm Reich: An analysis of Chinese medical and Reichian theories of life force and experimental orgone-acupuncture study* [Medicina china y Wilhelm Reich: un análisis de las teorías médicas chinas y reichianas sobre la fuerza vital y estudio experimental de acupuntura de orgón]. LAP LAMBERT Academic Publishing.

Southgate, L. (2017). *Traditional Chinese Medicine and Orgone Biophysics, vol. 8: The Medical DOR-buster and Acupuncture* [Medicina tradicional china y biofísica del orgón, vol. 8: el DOR-buster médico y la acupuntura]. Journal of Psychiatric Orgone Therapy.

Vecchietti, A. (2017). *Il cancro spiegato dal punto di vista orgonomico* [El cáncer explicado desde el punto de vista orgonómico].

www.ingramcontent.com/pod-product-compliance
Lightning Source LLC
LaVergne TN
LVHW051919051126
851858LV00009B/136
* 9 7 9 1 2 2 4 3 4 2 1 9 9 *